《中国公民健康素养——基本知识与技能》系列科普图书

认识健康

中国健康教育中心　编写

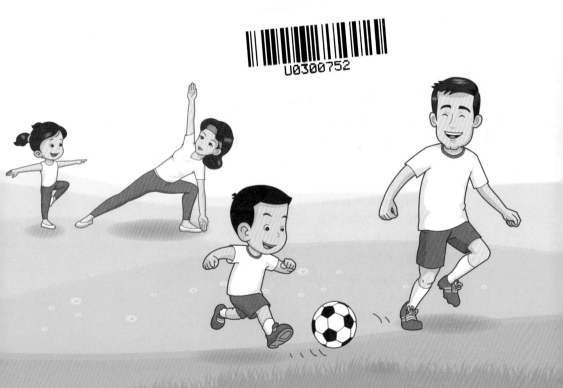

人民卫生出版社
·北京·

图书在版编目（CIP）数据

认识健康 / 中国健康教育中心编写 . —北京：人民卫生出版社，2024.2

ISBN 978-7-117-35463-9

Ⅰ. ①认… Ⅱ. ①中… Ⅲ. ①保健 - 基本知识 Ⅳ. ①R161

中国国家版本馆 CIP 数据核字（2023）第 195137 号

人卫智网	www.ipmph.com	医学教育、学术、考试、健康，购书智慧智能综合服务平台
人卫官网	www.pmph.com	人卫官方资讯发布平台

认 识 健 康
Renshi Jiankang

编　　写：中国健康教育中心
出版发行：人民卫生出版社（中继线 010-59780011）
地　　址：北京市朝阳区潘家园南里 19 号
邮　　编：100021
E - mail：pmph @ pmph.com
购书热线：010-59787592　010-59787584　010-65264830
印　　刷：廊坊一二〇六印刷厂
经　　销：新华书店
开　　本：710×1000　1/16　印张：11
字　　数：133 千字
版　　次：2024 年 2 月第 1 版
印　　次：2024 年 3 月第 1 次印刷
标准书号：ISBN 978-7-117-35463-9
定　　价：75.00 元

打击盗版举报电话：010-59787491　E-mail：WQ @ pmph.com
质量问题联系电话：010-59787234　E-mail：zhiliang @ pmph.com
数字融合服务电话：4001118166　　E-mail：zengzhi @ pmph.com

《认识健康》编委会

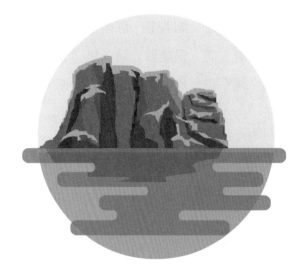

"健康是幸福生活最重要的指标，健康是 1，其他是后面的 0，没有 1，再多的 0 也没有意义。"

　　　　——2021 年 3 月 23 日习近平总书记在福建省考察调研时的讲话

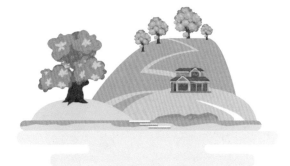

前　言

健康是促进人的全面发展的必然要求，是经济社会发展的基础条件。实现国民健康长寿，是国家富强、民族振兴的重要标志，也是全国各族人民的共同愿望。

党和政府高度重视人民健康。党的十八大以来，以习近平同志为核心的党中央坚持把人民健康放在优先发展的战略位置，实施健康中国战略，把提升公众健康素养作为提升全民健康的前提，走出了一条中国特色卫生健康事业发展之路。

《中国公民健康素养——基本知识与技能》（以下简称《健康素养66条》）界定了现阶段我国公民健康素养的基本内容，明确了我国居民应知应会的基本健康知识和技能，是面向城乡居民开展健康知识普及的重要依据，也是评价我国城乡居民健康素养水平的重要依据。2016年，居民健康素养水平成为《"健康中国2030"规划纲要》的13个主要指标之一，2019年成为《健康中国行动（2019—2030年）》的结果性考核指标之一。

2008年，卫生部第一次发布了《中国公民健康素养——基本知识与技能（试行）》。2014年，国家卫生计生委启动了第一次修订工作，并于2015年底发布了《健康素养66条（2015年版）》。2023年国家卫生健康委启动了第二轮修订工作。

为进一步提高城乡居民健康素养水平，满足人民群众日益增长的健康需求，推动《健康素养 66 条》科普化，让公众更好地了解并掌握《健康素养 66 条》的基本知识和技能，提升自身健康管理能力，中国健康教育中心组织专家编写《健康素养 66 条》系列科普图书。本书作为系列科普图书的第一本书，从健康概论、合理膳食、适量运动、戒烟限酒、心理健康、个人卫生习惯、积极老龄化等多个方面，向广大读者介绍什么是健康、如何维护健康等相关知识。本书以问题为导向，在科学准确的基础上突出实用性、通俗性和文化性，向公众宣传科学健康观念，普及健康知识和技能，推动践行健康生活方式，维护自己和家人的健康。

提升全民健康，不仅需要政府的努力，更需要社会、家庭、个人的共同努力。每个人是自己健康的第一责任人，应树立和践行对自己和家人健康负责的理念，主动学习健康知识，提高健康素养，加强健康管理，形成符合自身和家庭特点、自主自律的健康生活方式，进而推动全社会文明健康水平的提升。

编写委员会

2023 年 12 月

目 录

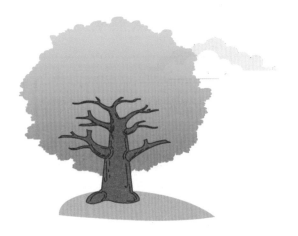

第一章

健康的内涵

　　健康是人类永恒的话题，从远古时期的"神农尝百草，为民治病"到如今各种各样的养生保健方法，人类追求健康的脚步从未停止过。健康是人全面发展的基础，不仅关系到千家万户的幸福，也关系到国家的繁荣昌盛。那么，到底什么是健康，我们又该如何维护自身健康呢？

1. 传统的健康观

　　我国的健康理念植根于传统文化，汲取儒、释、道等各家养生理念精华，形成了朴素、深刻并有丰富内涵的健康观。中华文化中的"和谐""中庸""阴阳平衡"等思想对于健康观念的形成影响深远，形成了"天人合一""形神合一""阴平阳秘"和"正气为本"等核心健康观，强调健康是人与外界环境的和谐、人的外在和内心的和谐。

　　（1）"天人合一"的健康观

　　"天人合一"的健康观强调人、自然环境和社会环境是一个不

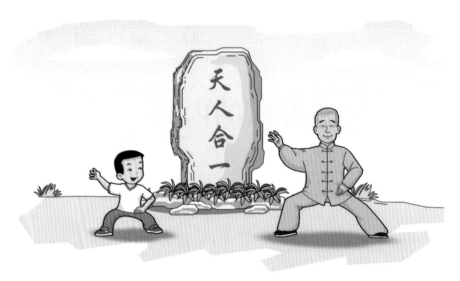

可分割的整体，人要想健康，就要适应自然环境和社会环境。

　　"天"泛指人的生存环境，包括自然环境和社会环境。我们的祖先在生活实践中，很早就认识到自然环境的变化与疾病的发生发展密切相关，比如季节和气候变化所导致的风、寒、暑、湿、燥、火可导致多种疾病的发生。社会环境对健康的影响同样不可小觑。社会生活中的政治、经济、文化、风俗习惯、人际关系等诸多因素都可以通过影响人的情志变化，进而影响健康。因此，维护健康需要顺应自然变化，遵从社会道德规范，实现人与自然环境、社会环境的和谐统一。

（2）"形神合一"的健康观

　　"形神合一"的健康观认为人是一个有机的整体，是"有形"的身体物质和无形的内心"神志"协调共济、井然有序的状态。"形"指脏腑经络及精、气、血、津液等物质，"神"指人的情志、意志、性格、思维、记忆和感知，形神合二为一构成一个完整的人。人的形和神相互依存、相互为用，无形则神无以生，无神则形不可活，疾病就会发生。静以养神，动以养形，动静结合，阴阳相调，是生命运动的客观规律，也是维持健康状态的重要方法。

（3）"阴平阳秘"的健康观

"阴平阳秘"的健康观认为人体内阴气平顺，阳气固守，阴阳动态平衡的状态是健康的最佳状态。"阴平"即阴气平顺，"阳秘"即阳气固守，阴阳两者互相调节而维持的相对平衡是进行正常生命活动的基本条件。阴阳是相对的，任何事物都能分为阴阳两面，并且阴阳互根，可以相互转化。阴气平和，阳气固密，可使经络调畅、百脉畅通、气血和调、脏腑相协、骨强肌腱，身体健康，情志愉悦。人体的"阴平阳秘""以平为期"的平衡与和谐状态是维持健康的基本原则。

（4）"正气为本"的健康观

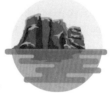

"正气为本"的健康观认为，人体内正气的盛衰是维持身体健康的关键，正气不足，邪气易侵，正不压邪，就会导致疾病的发生。

"正气"指的是人体的正常功能活动，以及对外界环境的适应能力、抗病能力和康复能力，是维护身体健康的核心力量。与"正气"相对应的是"邪气"，指存在于外在环境中或人体内部产生的具有致病作用的各种因素的总称。中医把导致疾病的外部因素统称为"外邪"，如将"风、寒、暑、湿、燥、火"导致的身体机能失调称为"外感六邪"，将"喜、怒、忧、思、悲、恐、惊"等情志导致的身体机能失调称为"七情内伤"。正气充足则人体阴阳协调，

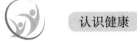

气血充盈，脏腑功能正常，能抵抗外邪，免于生病；正气不足则邪气容易损害人体，机体功能失调，引发疾病。

2. 健康概念经历了哪些演变

　　"健"和"康"二字在中华文化中自古有之，最早可追溯到殷商时期。"健"多指强而有力，主要指躯体健硕、四肢强健有力；"康"主要指安乐、安宁、和谐、丰足，更侧重于内心的感受，表现为内心的满足、内在的和谐和快乐。唐代开始出现"康健"一词，并广泛应用于古籍文献中。到了明代，"健康"一词首次出现在文献中。清代之后，"健康"逐渐取代"康健"一词成为表达身体健康的规范名称。

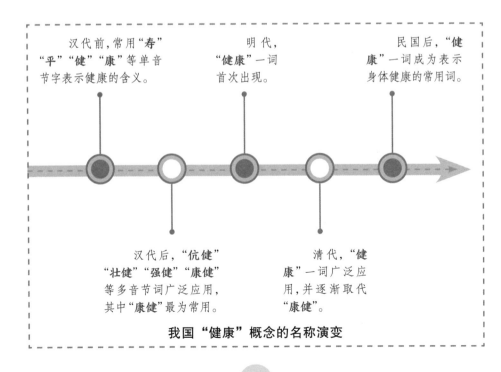

汉代前，常用**"寿"** **"平""健""康"**等单音节字表示健康的含义。

明代，"健康"一词首次出现。

民国后，**"健康"**一词成为表示身体健康的常用词。

汉代后，**"伉健"** **"壮健""强健""康健"**等多音节词广泛应用，其中**"康健"**最为常用。

清代，"健康"一词广泛应用，并逐渐取代"康健"。

我国"健康"概念的名称演变

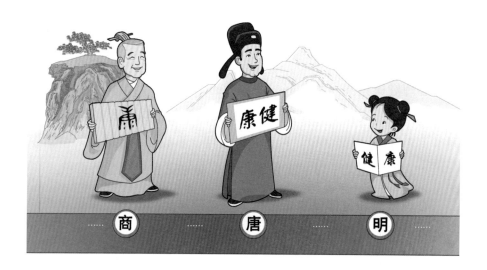

3. 什么是科学健康观

　　随着社会进步，人们对健康的理解也在不断地丰富和发展。18世纪末至 19 世纪初，人们通过疾病定义健康，认为没有疾病就是健康。进入 20 世纪，世界卫生组织提出了"三维健康观"，即健康是一种生理、心理和社会适应的良好状态，这一概念既体现了人的自然属性，也体现了人的社会属性，明确健康应当包含身体、心理和社会适应三个维度，得到了国际社会的广泛认可，被称为"科学健康观"。

（1）身体健康

　　身体健康表现为体格健壮，人体各器官功能良好。身体健康是健康状态的基础。想要保持身体健康，日常生活中要注意合理饮食，适量运动，保持健康体重，戒烟限酒，顺应季节天气变化等。

（2）心理健康

心理健康是指一种良好的心理状态，能够恰当地认识和评价自己以及周围的人和事，有和谐的人际关系（包括同家庭成员、朋友、同事关系等），情绪稳定，行为有目的性，不放纵，能够应对生活中的压力，能够正常学习、工作和生活，对家庭和社会有所贡献。

心理健康和身体健康密切相关。保持良好的心态，辩证看待得失，有利于愉悦身心，减少疾病的发生。

保持良好的心理健康状态首先要树立正确的人生观、世界观，保持积极向上的情绪状态，热爱生活，热爱生命，也要学会控制不良情绪，尤其不要长时间被不良情绪困扰，不要对自己苛求，学会与自己和解。

（3）良好的社会适应能力

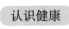

社会适应主要指通过自我调节保持个人与环境、社会及在人际交往中的均衡与协调。社会适应强调要学会自我调节，要学会主动接触、了解并适应社会环境。要学习、适应与各种人打交道，要学会包容。要认清自己在社会环境中所处的位置，克服各种困难，完成角色任务。

人们常把社会比作"舞台"，在这个舞台上，每个人都客观地承担着社会角色，但每个人的角色并不是固定的，所处的环境不同，扮演的角色也会发生相应的变化。比如，一个成年男性，在领导面前是下属，在下属面前是领导，在孩子面前是父亲，在父母面前是儿子，在妻子面前是丈夫，不同的角色有不同的定位要求，是否能够胜任这些角色转变，就是一个人社会适应能力的具体表现。

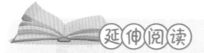

延伸阅读

世界卫生组织的 10 条健康标准，看看你符合几条

✓ 有足够充沛的精力，能从容不迫地应对日常生活和工作的压力，而不感到过分紧张。

✓ 处世乐观，态度积极，乐于承担责任，不挑剔事物的巨细。

✓ 善于休息，睡眠良好。

✓ 应变力强，能适应环境的变化。

✓ 能抵抗一般感冒和传染病。

✓ 体重得当，身材匀称，站立时，头、肩、臀位置协调。

✓ 眼睛明亮，反应敏锐，眼睑不发炎。

✓ 牙齿清洁，无空洞，无痛感，齿龈颜色正常，无出血现象。

✓ 头发有光泽，无头屑。

✓ 肌肉、皮肤富有弹性，走路轻松。

4. 健康的影响因素有哪些

影响健康的因素有很多，在影响健康的诸多因素中，行为和生活方式因素占 60%，环境因素占 17%，生物学因素（遗传因素）占 15%，医疗卫生服务因素占 8%，可见行为和生活方式因素是影响健康

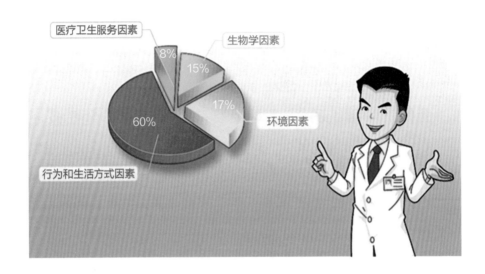

的最主要因素。

（1）遗传因素

遗传和变异是生命过程延续与进化的重要物质基础。科学研究表明，许多疾病的发生与遗传因素密切相关。

目前世界上已发现的遗传病有 4 000 多种，有些遗传病如唐氏综合征（又称 21 三体综合征）、猫叫综合征等，症状通常很严重，累及多器官、多系统的畸变和功能改变，且现有的医疗水平尚无法治愈，是遗传疾病中严重的一类。

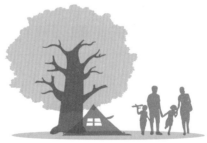

另一类遗传病如近视、高血压、糖尿病、精神疾病等则是由遗传因素与环境因素共同作用的结果。研究表明，父母近视，青少年发生近视的风险明显增大，而且父母近视的度数越高，青少年发生近视的可能性越大，后果也越严重。对于病理性近视者，遗传因素的作用更为明显。高血压、糖尿病、癌症等也具有明显的遗传易感性，以糖尿病为例，如果父母都是糖尿病患者，其子女患糖尿病的机会是普通人的 15~20 倍。

目前对大多数遗传病尚无有效治疗方法，所以遗传病的预防和早期筛查就显得特别重要。我们可以通过遗传咨询、孕期检查、产前诊断、新生儿筛查等多种方法，预防遗传病的发生。

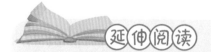

什么是遗传咨询

根据中国遗传学会遗传咨询分会的定义，遗传咨询是指联合人类基因组技术和人类遗传学知识，为病人开展遗传咨询、基因诊断、遗传病治疗等相关医学服务。

国家卫生健康委发布的《产前诊断技术管理办法》（2019 年修订）第十八条规定："既往生育过严重遗传性疾病或者严重缺陷患儿的，再次妊娠前，夫妻双方应当到医疗保健机构进行遗传咨询。医务人员应当对当事人介绍有关知识，给予咨询和指导。经治医师根据咨询的结果，对当事人提出医学建议。"

（2）环境因素

影响健康的环境因素分为生物因素、物理因素、化学因素和社会-心理因素。环境因素的改变会在不同程度上影响到人体的生理和心理活动。

生物因素。人类与自然界中的各种生物共同构成了完整的生态系统。在生态系统中，多数生物有益于人类的健康，然而也有许多生物会危害人类健康，例如，由病原微生物引起的霍乱、鼠疫、艾滋病、埃博拉出血热以及新冠病毒感染等传染性疾病。除此之外，食物中毒、宫颈癌、肝癌等疾病都与生物因素关系密切。

物理因素。气温、气压、振动、辐射等是影响健康的物理因素。自然状态下物理因素通常对人体无害，只有超过一定强度或者长时间接触时，才会对人体的生理功能、组织器官或系统产生危害。随着科技和工业的发展，人们在生活生产环境中接触有害物理因素的机会也逐渐增多，物理因素对健康的影响需要引起人们的关注。

化学因素。生活生产环境中的各种化学物质也与人们的健康关系密切，伴随着工业化社会的发展，生产过程中形成的废气、废水等通过被污染的空气、水源、土壤等进入人体后会对健康造成严重危害。我国淮河流域消化道癌症高发主要与水污染有关。

社会-心理因素。社会因素一般包括政治制度、社会文化、教育水平、经济发展水平，它影响人们的收入和开支、营养状况、居住条件、接受教育的机会等，社会因素还包括风俗习惯、宗教信仰、职业和婚姻状况等。心理因素是指在特定的社会环境条件下，导致人们在社会行为方面乃至身体、器官功能状态产生变化的因素。心理因素会影响个体对周围环境和事物的心理感受、接纳和排斥等。

良好的环境是人类生存的基础、健康的保障。我们每个人都应该养成良好的环境保护意识，减少环境污染，自觉践行文明健康绿色环保生活方式，简约生活，低碳出行，促进社会环境和谐。

（3）医疗卫生服务因素

医疗卫生服务因素是影响健康的另一重要因素。根据 2019 年世界卫生组织的报告，在医疗卫生服务稀缺的低收入国家，每 41 名妇女就有 1 人死于怀孕和分娩，而高收入国家每 3 300 名妇女有 1 人死亡，低收入国家的孕产妇死亡率是高收入国家的 80 倍。在 90% 以上的低收入国家，每千人中只有不到 4 名护理人员和助产士；而高收入国家每千人中护理人员和助产士大多超过 10 人，比如美国有 15.7 人、德国有 13.5 人、日本有 12.7 人、法国有 11.5 人。医疗卫生服务资源的供给及可及性的不均衡是导致不同经济发展水平国家之间预期寿命差距的主要原因。

（4）行为和生活方式因素

行为和生活方式因素是健康的首要影响因素，对健康的贡献度高达 60%。生物学因素（主要指遗传因素）往往无法改变，环境因素和医疗卫生服务因素通常与社会经济发展有很大关系，个人能改变的较少，但健康的行为和生活方式是每个人都可主动采纳的。因此，我们说每个人都是自己健康的第一责任人。我们每个人都应该树立科学的健康观念，增强健康意识，主动学习健康知识与技能，提高健康素养，践行健康生活方式。

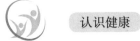

健康生活方式是指有益于健康的习惯化的行为方式，主要包括合理膳食、适量运动、戒烟限酒、心理平衡等四个方面。

合理膳食是健康的基础。近年来，我国居民营养健康状况明显改善，但仍面临营养不足与过剩并存、营养相关疾病多发等问题。食物多样，才能满足人体各种营养需求，达到合理营养、促进健康的目的。每天的膳食应包括谷薯类、蔬菜水果类、畜禽鱼蛋奶类、大豆坚果类等食物。《中国居民膳食指南（2022）》建议平均每人每天摄入12种以上食物，每周25种以上。

生命在于运动，运动要讲科学。动则有益，贵在坚持。适量运动有助于预防和改善超重、肥胖、高血压、心脏病、卒中、糖尿病等多种慢性病，并能促进精神健康，提高生活质量和幸福感。各个年龄段人群都应该坚持适量运动、科学运动，选择适合自己的运动方式、运动强度和运动量。健康成年人每周应进行150分钟中等强度或75分钟高强度运动，或每天进行中等强度运动30分钟以上，每周3~5天。尽量减少久坐时间，每小时起来活动一下。

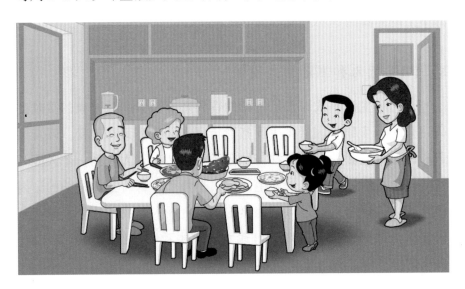

吸烟有害健康。烟草烟雾中含有多种已知的致癌物，有充分证据表明吸烟可以导致多种恶性肿瘤，还会导致呼吸系统和心脑血管系统等多个系统疾病。烟草对健康的危害已经成为当今世界最严重的公共卫生问题之一。吸烟的人，不论吸烟多久，都应该戒烟。戒烟越早越好，任何时候戒烟对身体都有好处，都能够改善生活质量。

少饮酒，不酗酒。酒的主要成分是乙醇（俗称酒精）和水，几乎不含营养成分。长期过量饮酒，会对中枢神经系统、心脑血管系统、消化系统等造成损伤，严重危害健康。过量饮酒会增加患高血压、肝硬化、胃癌、心脑血管疾病的风险，还可导致交通事故及暴力事件的增加。儿童青少年、孕妇、乳母、慢性病患者不应饮酒。健康成年人最好不饮酒，如饮酒，一天饮用的酒精量不超过 15 克。

保持心理平衡。心理平衡是指认知合理、情绪稳定、行为适当、人际和谐、适应变化的一种良好心理状态，是健康的重要组成部分。保持乐观、开朗、豁达的生活态度，将目标定在自己能力所及的范围内，建立良好的人际关系，积极参加社会活动，均有助于个体保持自身的心理平衡状态。

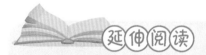

延伸阅读

测测你的生活方式健康吗

本测试包含了你对目前的生活方式或个人习惯的叙述。每道题目有四个选项，请依据你的自身情况选择最符合的一项打"√"。

1）三餐规律

A. 从不　　B. 每周 1~3 次　　C. 每周 4~6 次　　D. 每天

2）运动 30 分钟以上

A. 从不 　　　　　　　　B. 每周 1~3 次

C. 每周 4~6 次 　　　　　D. 每天

3）吸烟

A. 从不 　　　　　　　　B. 每天 1~3 根

C. 每天 4~10 根 　　　　　D. 每天 10 根以上

4）口渴时才会饮水

A. 从不 　　B. 偶尔 　　　　C. 经常 　　　　D. 总是

5）睡眠时间达 8 小时

A. 从不 　　B. 每周 1~3 天 　C. 每周 4~6 天 　D. 每天

6）饭后立刻坐下或休息

A. 从不 　　B. 偶尔 　　　　C. 经常 　　　　D. 总是

7）喜欢自己

A. 从不 　　B. 偶尔 　　　　C. 经常 　　　　D. 总是

8）吃水果蔬菜

A. 几乎不吃 　　　　　　　B. 每周 1~3 次

C. 每周 4~6 次 　　　　　D. 几乎每天都吃

9）出现压力或消极情绪时会积极调节

A. 从不 　　B. 偶尔 　　　　C. 经常 　　　　D. 总是

10）吃零食或喝饮料

A. 从不 　　B. 每周 1~3 次 　C. 每周 4~6 次 　D. 每天

　　结果解读：对于第 1、2、5、7、8、9 题，四个选项从 A 到 D 分别记为 1~4 分；对于第 3、4、6、10 题，四个选项从 D 到 A 分别计为 1~4 分。总分 40 分，分数越高，代表生活方式越健康。如果低于 25 分，代表你现在的生活方式需要进行调整哦。

5. 如何理解健康的意义

健康是促进人的全面发展的必然要求，是经济社会发展的基础条件，是民族昌盛和国家富强的重要标志，也是广大人民群众的共同追求。拥有健康的人民意味着拥有更强大的综合国力和可持续发展能力。

健康与经济社会发展息息相关，联合国开发署一项跨国研究表明，卫生与健康的进步会对经济增长产生积极作用，人均期望寿命每增加 10%，人均 GDP 平均增加 1.1 个百分点。全球每年因疾病而造成上万亿美元的损失，在低收入国家中，疾病带来的损失在国民生产总值的占比更大。

对于个体来讲，健康是个人发展和追求幸福的基础，健康是资源，健康是自由，健康是尊严。健康是"1"，其余都是"0"，失去健康就失去了一切。

6. 个人应承担哪些健康责任

健康是每位公民的一种责任，维护和促进健康是一种义务。我们每一个人都需要认识到自身承担的健康责任，重视健康，维护健康，对自己负责，对家庭负责，对他人和社会负责。

（1）健康责任的内涵

健康，是生命之基，是人生幸福的源泉。无论对于个人、家庭还是对于国家、民族，做任何事情都需要以健康作为前提，而明确个人的健康责任是促进全民健康的基础。

健康，是一个人对自己需要承担的责任。生活中，对自己健康不负责任的行为比比皆是：有人为事业拼搏，废寝忘食，透支身体；有人图一时之快，暴饮暴食，胡吃海喝；有人沉迷游戏、麻将、看剧等，久坐不动。无论是哪种情况，都是对健康缺乏责任的体现，是不可取的。身体是革命的本钱，健康是人生的财富。每个人都是自己健康的第一责任人，想要幸福生活能够细水长流，必须从现在开始重视自身健康，将这笔最大的人生财富牢牢掌握在自己手中。

健康，是一个人对家庭需要承担的责任。一个人的健康，也许对偌大的世界影响甚小，但对一个家庭而言就是天大的事。身体累垮了，就失去了爱亲人的资本；健康不在了，就失去了共风雨的能力。照顾不好自己，最担心的是家人，把自己照顾好，才能去爱别人，担当起家庭的重任。

健康，是一个人对他人需要承担的责任。一位身心健康者常常带给周围的人积极向上、充满活力的能量场；相反，患有身体和心理疾病者，亦会给周围的人带来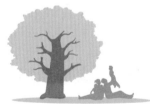意志消沉、萎靡不振的能量场。因此，对自己的健康负责，也是对周围的人需要承担的责任。

健康，是一个人对社会需要承担的责任。健康促进不仅是国家和政府的发展战略，更是全社会和全人类肩负的责任。只有每个人都积极主动关注健康、重视健康、追求健康，才能提升整个社会的健康水平，才能支撑起朝气蓬勃的健康中国。

推进健康中国建设，人人皆有责、人人须尽责。只有每个人都意识到健康是自己和家庭的幸福之基，意识到自己所应承担的社会责任并积极参与个人健康管理和社会健康治理，个人幸福、民族振兴和国家富强才有坚实可靠的基础和保障。健康中国，应该由每一个健康的中国人组成。

（2）每个人是自身健康的第一责任人

近年来，我国卫生健康事业的发展理念正在从"以治病为中心"转向"以健康为中心"。《"健康中国 2030"规划纲要》倡导每个人是自己健康的第一责任人，就是希望能激发人们热爱健康、追求健康的热情，养成健康的生活方式，多预防，少生病。

习近平总书记强调，"预防是最经济最有效的健康策略"。当人们生病时，自然会把希望寄托于医生，花钱治病以换取健康，好像开启健康之门的钥匙掌握在医生手中。其实不然，健康的维护不能片面地在疾病侵袭时依赖医生和药物，我们应该用健康的心态、观念和生活方式去预防疾病，保持健康。古人云："上工治未病，不治已病"，亦有"良医者，常治无病之病，故无病"。因此，健康这把钥匙其实掌握在我们每个人自己手中。只有每个人提升自身的健康素养，对自己的身体状况做到自我负责，心中有数，真正成为自己健康的主人，才能变被动医疗为主动预防，落实大卫生、大健康的观念。而从被动到主动，虽仅一字之差，却是每个人健康意识崛起的重要一步，更是健康中国共建共享的一大步。

作为个人，我们需要意识到，自己是健康的第一责任人，就要提升自己维护和促进健康的能力，也就是要提升健康素养。纵观国内外，提高健康素养水平，已然成为公认的促进全民健康的最经济、最有效的策略。具备健康素养的个人，既能掌握基本健康防病知识，知道如何进行自我健康管理，也能在面对各种相关复杂讯息时不盲信、不盲从，采取正确应对措施。因此，我们应该树立正确的健康理念，提高自身健康素养，积极行动起来，做到起居有序、饮食有节、运动有方、精神内守、乐观豁达，方能做好自身健康的第一责任人。

7. 不同时期党和国家为维护和促进人民健康开展了哪些工作

健康是人类永恒的追求，连接着千家万户的幸福，关系国家和民族未来。党和国家历来重视人民健康问题，始终坚持以人民健康为中心的发展战略。维护和保障人民群众健康是党和政府治国理政的重要内容。《中华人民共和国宪法》第 21 条规定："国家发

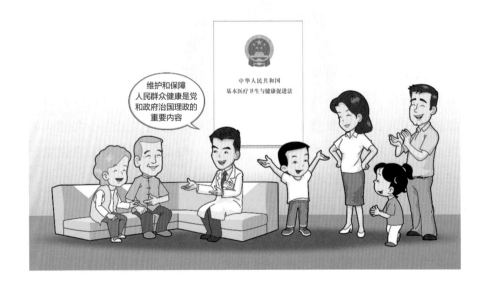

展医疗卫生事业""保护人民健康";党的十六大、十七大、十八大、十九大、二十大都阐述了健康的意义。2020 年 6 月，出台了《中华人民共和国基本医疗卫生与健康促

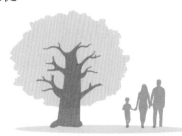

进法》，这是我国卫生健康领域第一部大法，为开展卫生健康工作提供了遵循和保障。

在不同的历史时期，党和国家为维护和促进公众健康开展了一系列卓有成效的工作。

（1）新民主主义革命时期

中国共产党从成立起就把保障人民健康同争取民族独立、人民解放的事业紧紧联系在一起。

革命战争年代，医疗卫生工作在为军队服务的同时，努力解决老百姓的防病治病问题。在中央苏区，毛泽东同志多次调研卫生工作，提出"一切为了人民健康"的卫生工作宗旨，强调"医疗卫生工作要面向大多数人，为大多数人服务"。

1922 年，在中国共产党第二次全国代表大会上，我们党就把保护劳动者健康和福利写入党的纲领。

土地革命时期。在中央苏区，省、县一级都设立卫生科，乡一级设不脱产卫生员，村设卫生小组，形成了一个初步完备、较为有效的医疗网。这期间，在井冈山革命根据地，1928 年中国共产党修建了第一所医院——小井红军医院，1931 年成立了第一个卫生管理机构——中央军委总军医处，1931 年创办了第一份专业报纸

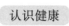

《健康报》，宣传健康知识，创办了第一所军医学校——工农红军军医学校。

抗日战争时期。陕甘宁边区的1 000多个乡中，每个乡设立一个医务所，实行医疗卫生包片负责制度。边区政府设立区防疫委员会，区、乡、村设立卫生防疫小组，组织发动150万群众同封建迷信和不卫生等习惯作斗争，开展伤寒、霍乱、牛痘等疫苗接种工作。

解放战争时期。东北解放区建立起较为完善的医疗卫生防疫体系，各省设立卫生处，市设立卫生局，县旗设立卫生科，街村设卫生员，分别负责所属区域内卫生行政、保健及防疫事业，建设一批医学院校培养卫生人才，动员群众开展大规模卫生清查工作，使一度十分猖獗的鼠疫、霍乱等传染病患病人数和死亡率急剧下降。

（2）社会主义革命和建设时期

中华人民共和国成立后，党和政府高度重视人民健康。当时国家一穷二白，百废待兴，孕产妇死亡率、婴幼儿死亡率都很高，人均期望寿命只有35岁。毛泽东同志指出："必须把卫生、防疫和一般医疗工作看成一项重大的政治任务，极力发展这项工作。"中华人民共和国成立之初，农村地区卫生条件差，我们明确了卫生工作的方针，强调要把医疗卫生工作重点放到农村，创建城乡三级医疗预防保健网、农村合作医疗、"赤脚医生"等初级卫生保健制度，也被世界卫生组织誉为中国农村工作的"三大法宝"，引起国际社会的广泛关注，发挥了重要作用。

农村合作医疗制度是特定历史时期的产物，它是指"在各级政府支持下，按照参加者互助共济的原则组织起来，为农村居民提供基本医疗卫生保健服务的医疗保健制度"。社员每人每年出几角钱作为"保健费"，在看病时仅收挂号费或者药费，其他的费用由合作社承担。这种个人支付一小部分，集体支付大部分的卫生医疗服务模式有效地解决了农民"看病难"的问题，大大提高了他们的卫生健康状况。

农村合作医疗制度解决了中华人民共和国成立初期农民没钱看病的问题，"赤脚医生"则解决了广大农村地区医务人员缺乏的困境。"赤脚医生"们没有经过正式的医疗训练，他们常常是来自医学世家且略懂医术病理的知识青年，经过在卫生学校短暂的培训后，回到农村为农民提供最基本的防病治病服务。他们背着药箱，在村子里走街串巷给人看病送药，在普及爱国卫生知识、防治传染病、除"四害"、降低婴儿死亡率等方面作出了巨大贡献。

在这个阶段，我国依托农村合作医疗制度，建立了一支土生土长的"赤脚医生"队伍，有效地解决了当时医疗资源极度匮乏与广大农村人口急需医疗服务的矛盾。

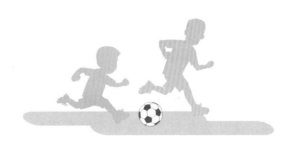

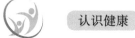
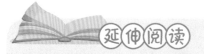

从"赤脚医生"到"乡村医生"

1968 年 9 月,《红旗》杂志发表了一篇题为《从"赤脚医生"的成长看医学教育革命的方向——上海市的调查报告》的文章,1968 年 9 月 14 日,《人民日报》刊载。此后,"赤脚医生"的名称走向了全国。"赤脚医生"是农村合作医疗制度的产物,是农村社员对"半农半医"卫生员的亲切称呼。

到 1977 年底,全国有 85% 的生产大队实行了合作医疗,赤脚医生数量一度达到 150 多万名。1985 年,卫生部决定停止使用"赤脚医生"的名称,明确规定凡经过考核达到中专水平的,颁发"乡村医生"证书,赤脚医生的历史自此结束了。2004 年 1 月 1 日实施了《乡村医生从业管理条例》,乡村医生经过相应的注册及培训考试后,以正式的名义执照营业。

"赤脚医生"有着鲜明的时代印记,在当时的时代背景下,解决了广大农村地区最基础的卫生医疗问题,改善了广大农村缺医少药的状况,在农村卫生教育、计划免疫等方面发挥了重要作用,维护了农村妇女儿童的健康,促进了农村生育文化的进步,促进了中医药的发展,对当前新型农村合作医疗制度的实施有一定的启示作用。

1952 年,我国广泛开展爱国卫生运动,这是卫生工作与群众路线相结合的成功实践。爱国卫生运动坚持党委政府主导,部门协调,全社会参与,围绕每个时期影响人民健康的重点问题,如除"四害"、改水改厕等,通过普及卫生知识、开展环境卫生整治等一系列举措，在改善我国城乡卫生环境、养成良好卫生习惯、防控疾病等方面发挥了巨大作用。

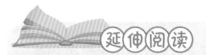

爱国卫生运动的变迁

中国共产党十分重视人民群众的健康问题，从土地革命时期开始领导群众开展轰轰烈烈的卫生运动。各个阶段的爱国卫生运动重点有所差异，成为了我国卫生健康事业发展的缩影。

土地革命战争时期：以除害灭病为主，减少或者消灭疾病。

解放战争时期：重点围绕消灭传染病展开，如鼠疫、痢疾、疟疾、血吸虫病和丝虫病防治等。

中华人民共和国成立初期：正式提出"爱国卫生运动"，以消灭病媒虫害、预防控制传染病为主。

社会主义建设时期：除"四害"、讲卫生、消灭血吸虫等传染性疾病。

改革开放时期：提出精神文明建设和"五讲四美"，即讲文明、讲礼貌、讲卫生、讲秩序、讲道德，心灵美、语言美、行为美、环境美。

党的十八大以来：坚持以人为本，重视疫情防控，在健康中国的背景下，从居住环境、生活方式、社会心理健康等多个方面开展工作，倡导文明健康、绿色环保的生活方式。

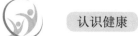

在这期间，我国卫生健康事业取得了很大成就。世界卫生组织宣布我国已于 20 世纪 60 年代初消灭天花，比天花在世界范围灭绝早了十余年。中华人民共和国成立初期霍乱得到控制，1955 年基本控制了人间鼠疫的暴发流行，随后，脊髓灰质炎、麻疹、流行性乙型脑炎、白喉、破伤风、百日咳等传染病的发病率也明显下降。我国人均期望寿命从 1949 年的 35 岁提升到改革开放前的 68 岁，达到了当时中等收入国家水平。

（3）改革开放和社会主义现代化建设新时期

改革开放以来，我国卫生健康事业快速发展。新一轮医药卫生体制改革明确提出要把基本医疗卫生制度作为公共产品向全民提供，确立了人人享有基本医疗卫生服务的目标。我国建立了基本医疗保障制度，基本公共卫生服务均等化水平稳步提高，医药卫生科技快速发展，成功抗击多起突发新发传染病疫情，医疗卫生服务体系不断完善。

（4）中国特色社会主义新时代

党的十八大以来，中国特色社会主义进入新时代，卫生健康面临的主要矛盾是人民群众对美好健康生活的向往和卫生健康事业发展不平衡、不充分之间的矛盾。面对这些问题，以习近平同志为核心的党中央把保障人民健康摆在优先发展的战略地位，在党的十九大报告作出了"实施健康中国战略"的重大部署。

2015 年，党的十八届五中全会明确提出推进健康中国建设。2016 年，全国卫生与健康大会召开，习近平总书记强调，没有全民健康，就没有全面小康。要把人民健康放在优先发展的战略地

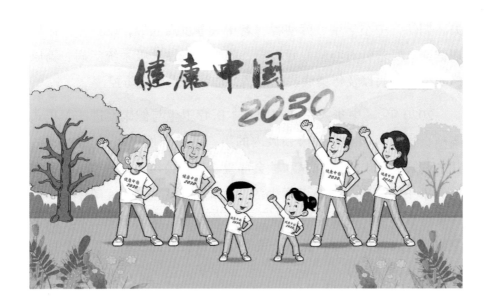

位，加快推进健康中国建设，努力全方位、全周期保障人民健康，为实现"两个一百年"奋斗目标、实现中华民族伟大复兴的中国梦打下坚实健康基础。

中共中央、国务院印发《"健康中国2030"规划纲要》，提出："到2030年，促进全民健康的制度体系更加完善，健康领域发展更加协调，健康生活方式得到普及，健康服务质量和健康保障水平不断提高，健康产业繁荣发展，基本实现健康公平，主要健康指标进入高收入国家行列。到2050年，建成与社会主义现代化国家相适应的健康国家。"

2017年，党的十九大报告提出实施健康中国战略，将维护人民健康纳入国家整体战略层面统筹谋划部署。指出："要完善国民健康政策，为人民群众提供全方位全周期健康服务。"

2019年，《国务院关于实施健康中国行动的意见》印发，要求关注妇幼、中小学生、劳动者、老年人等重点人群，维护全生命周期健康；要求针对心脑血管疾病、癌症、慢性呼吸系统疾病、糖尿病四类慢性病以及传染病、地方病，加强重大疾病防控。

2020年，《中华人民共和国基本医疗卫生与健康促进法》正式实施，这是我国卫生健康领域内的第一部基础性、综合性的法律。其中，第4条规定："国家和社会尊重、保护公民的健康权。国家实施健康中国战略，普及健康生活，优化健康服务，完善健康保障，建设健康环境，发展健康产业，提升公民全生命周期健康水平。国家建立健康教育制度，保障公民获得健康教育的权利，提高公民的健康素养。"

2021年，《中华人民共和国国民经济和社会发展第十四个五年规划和2035年远景目标纲要》提出"十四五"时期将把保障人民健康放在优先发展的战略位置，坚持预防为主的方针，深入实施健康中国行动，完善国民健康促进政策，织牢国家公共卫生防护网，为人民提供全方位全生命周期健康服务。

党的十八大以来，是我国卫生健康事业投入力度大、发展速度快、群众得实惠多、国内外影响力空前提升的时期。从国际上衡量一国居民健康水平的主要指标看，我国居民人均预期寿命由2010年的74.8岁提高到2021年的78.2岁，婴儿死亡率由13.1‰下降

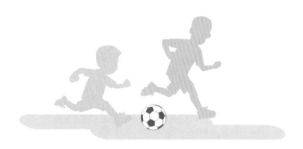

到 5.0‰，孕产妇死亡率由 30/10 万下降到 16.1/10 万，主要健康指标总体居于中高收入国家前列，接近高收入国家水平。我国居民健康素养水平从 2015 年的 10.25% 提升到 2022 年的 27.78%，人民群众维护、促进健康的能力不断提升。同时，居民个人卫生支出占卫生总费用的比重逐年下降，由 2012 年的 34.3% 下降至 2021 年的 27.7%，为近 30 年来最低水平。

我们相信，随着健康中国战略全面推进和积极应对人口老龄化国家战略的全面实施，我国促进全民健康的制度体系将更加完善，健康领域发展更加协调，健康生活方式将得到进一步普及，健康服务质量和健康保障水平不断提高，健康产业持续繁荣发展，热爱健康、追求健康、促进健康的社会氛围蔚然成风，健康幸福的人民与繁荣昌盛的国家相得益彰，熠熠生辉。

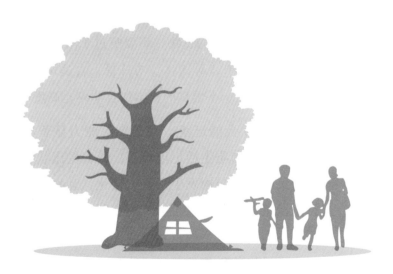

第二章

营养与健康

民以食为天，食物是人们赖以生存的根本。在满足温饱的同时，我们的祖先即开始注重饮食营养与健康养生的问题。2 000多年前的战国至西汉时代编写的中医经典著作《黄帝内经·素问》中提出了"五谷为养、五果为助、五畜为宜、五菜为充、气味合而服之，以补精益气"的原则，是合理膳食理念的最初体现。《吕氏春秋·尽数》中讲到"凡食，无强厚味，无以烈味重酒，是以谓之疾首"，告诫人们不要吃性味厚重的食物、不要喝过于浓烈的酒，提倡清淡饮食。《弟子规·谨》中"对饮食，勿拣择；食适可，勿过则"的教导与现代提倡的不挑食、不偏食的科学饮食原则是高度一致的。

随着经济的发展和社会的进步，营养供给能力显著增强，人们的生活水平不断提高，物质生活更加富裕，营养健康状况明显改善。与此同时，居民的膳食结构发生了重大变化，动物性食物的摄入量增加，全谷物及杂粮、蔬菜水果、豆及豆制品、奶类消费量不足，烹调油盐过多，由此导致了超重和肥胖、高血压、糖尿病等营养相关疾病的患病率呈快速增长的趋势，这与我国许多居民膳食结构不合理密切相关，成为影响国民健康的重要因素。为了指导公众合理膳食，做出有益健康的饮食选择和行为改变，《中国居民膳食指南（2022）》提出了"平衡膳食八准则"，帮助大家吃得科学、吃得健康。

那什么是合理膳食，为什么要合理膳食呢？我们知道，人体必需的营养素有 40 多种，这些营养素均需要从食物中获得。每一种食物都有不同的营养特点，只有多种食物组成的膳食才能满足人体对能量和各种营养素的需要。平衡膳食模式是根据营养科学原理、我国居民膳食营养素参考摄入量及科学研究成果而设计，这个模式所推荐的食物种类和比例，能最大程度地满足人体正常生长发育及各种生理活动的需要，并且可降低心血管疾病、高血压、2 型糖尿病、结直肠癌、乳腺癌等膳食相关慢性病发生风险，是保障人体营养和健康的基础。合理膳食是在平衡膳食的基础上，考虑到健康状况、地域资源、生活习惯、信仰等情况而调整的膳食，也是反映现代人类生活质量的一个重要标志。

1. 日常饮食如何做到合理搭配

食物多样是指一日三餐膳食的食物种类全、品样多，是实践平衡膳食的基础。我们平时吃的食物分为五大类：谷薯类、蔬菜水果、畜禽鱼蛋奶、大豆及坚果、烹调油和盐；每类食物中又包含很多品种，比如谷类包括小麦、稻米、玉米、高粱等及其制品，如米饭、馒头、烙饼、面包、饼干、麦片等。薯类包括马铃薯、红薯等，可替代部分主食。杂豆包括大豆以外的其他干豆类，如红小豆、绿豆、芸豆等。

食物多样要求每天的膳食应包括谷薯类、蔬菜水果、畜禽鱼蛋奶和豆类食物，平均每天摄入 12 种以上食物，每周 25 种以上（烹

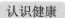

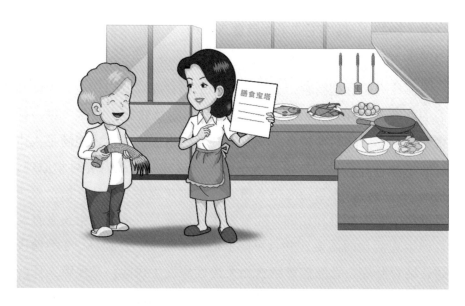

调油和调味品不计算在内）。可以按照一日三餐分配食物，早餐至少 3~5 种食物，午餐 4~6 种，晚餐 4~5 种，零食 1~2 种。

为了增加食物种类的多样性，同类食物之间可以互换，如用红薯代替土豆，购买牛奶、酸奶、奶酪等不同品种的奶制品等。另外，在烹调的时候尽量把食物做成小份，这样可以在保证总能量摄入不变的情况下，吃到品种更多、营养更丰富的食物。

建议摄入的主要食物种类数

食物类别	平均每天摄入的种类数	每周至少摄入的种类数
谷类、薯类、杂豆类	3	5
蔬菜、菌藻、水果	4	10
畜、禽、鱼、蛋	3	5
奶、大豆、坚果	2	5
合计	12	25

中国居民平衡膳食宝塔(2022)
Chinese Food Guide Pagoda(2022)

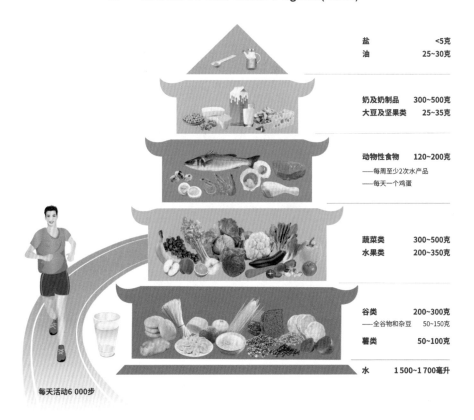

盐	<5克
油	25~30克
奶及奶制品	300~500克
大豆及坚果类	25~35克
动物性食物	120~200克
——每周至少2次水产品	
——每天一个鸡蛋	
蔬菜类	300~500克
水果类	200~350克
谷类	200~300克
——全谷物和杂豆	50~150克
薯类	50~100克
水	1 500~1 700毫升

每天活动6 000步

（来源:《中国居民膳食指南（2022）》)

合理搭配指食物种类和重量在一日三餐中的合理化分配，从而提高和优化膳食的营养价值。合理搭配是实现平衡膳食的关键。中国居民平衡膳食宝塔是将五大类食物的种类和重量合理搭配的具体表现，普通成年人可参照其中的推荐标准安排日常饮食。

谷薯类是膳食能量的主要来源（碳水化合物提供总能量的50%~65%），也是多种微量营养素和膳食纤维的良好来源。谷类

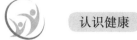

为主是合理膳食的重要特征。建议成年人每人每天摄入谷类食物200~300克（其中包含全谷物和杂豆类50~150克），薯类50~100克。

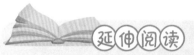

合理搭配食物小建议

◆ **粗细搭配**

建议餐餐有谷类，每天吃一次全谷物或杂豆，如二米饭、八宝粥等。

◆ **荤素搭配**

兼顾动物性食物和植物性食物，有肉有菜，荤素搭配，如什锦砂锅等。

◆ **深浅搭配**

食物的不同颜色代表其中所含植物化学物、营养素的不同，可以根据不同食物的颜色深浅搭配食物。

2. 如何保持健康体重

体重是评价人体营养和健康状况的重要指标，体重过轻或过重都可能导致疾病发生风险增加，特别是超重和肥胖，是慢性病的独立危险因素。

那什么是健康体重呢？目前常用的判断健康体重的指标是体重指数

（body mass index，BMI），它的计算方法是用体重（kg）除以身高（m）的平方。例如一个成年女性，身高 1.60 米，体重 55 千克，她的 BMI 计算方法为：$55kg/(1.60m)^2=21.5kg/m^2$。

根据 BMI 数值高低，可将体重分为体重过低、体重正常、超重、肥胖四种类型。我国健康成年人（18~64 岁）的 BMI 应在 $18.5~23.9kg/m^2$，65 岁以上老年人的适宜体重可以略高，即 BMI 为 $20~26.9kg/m^2$。

中国成年人体重分类

分类	BMI/（kg·m⁻²）
体重过低	BMI<18.5
体重正常	18.5≤BMI<24.0
超重	24.0≤BMI<28.0
肥胖	BMI≥28.0

除了 BMI，还有一个判断体重的指标是腰围。腰围反映了脂肪在腹部蓄积（即中心性肥胖）的程度，与肥胖相关性疾病有更强的关联。我国成年男性正常腰围的警戒线为 85 厘米，超标线为 90 厘米；成年女性正常腰围的警戒线为 80 厘米，超标线为 85 厘米。

维持健康体重取决于机体的能量平衡，饮食和运动是保持健康体重的关键。一个人一天吃多少食物合适呢？一般以食物供给是否满足一天的能量需要为衡量标准。根据《中国居民膳食营养素参考摄入量（2013 版）》，以我国成年人（18~49 岁）低身体活动水平者为例，男性能量需要量为 2 250 千卡，女性为 1 800 千卡。不同性别、年龄和不同身体活动水平人群能量需要量不同。

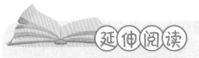 延伸阅读

如何做到食不过量

- ✓ 定时定量进餐。
- ✓ 吃饭宜细嚼慢咽。
- ✓ 分餐制。
- ✓ 每顿少吃一两口。
- ✓ 减少高能量加工食品的摄入。
- ✓ 减少在外就餐。

运动有利于身心健康，增加身体活动可以降低心血管疾病、2型糖尿病和结肠癌、乳腺癌等癌症的发病风险；有效消除压力，缓解抑郁和焦虑，改善认知、睡眠和生活质量。久坐不动会增加全因死亡风险。

各年龄段人群都应天天进行身体活动，保持健康体重。坚持日常身体活动，每周至少进行5天中等强度身体活动，累计150分钟以上；主动身体活动最好每天6000步；鼓励适当进行高强度有氧运动，加强抗阻运动，每周2~3天；减少久坐时间，每小时起来动一动。

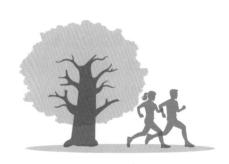

推荐成年人身体活动量

	推荐活动	时间
每天	主动进行身体活动 6 000 步	30~60 分钟
每周	至少进行 5 天 中等强度身体活动	累计 150 分钟以上
鼓励	适当进行高强度 有氧运动和抗阻运动	每周 2~3 天， 隔天进行
提醒	减少久坐时间，每小时起来动一动	

相当于每天快走 6 000 步的成年人身体活动量

活动名称	时间/分
太极拳	50
快走、骑自行车、乒乓球、跳舞	40
健身操、高尔夫球	30~35
网球、篮球、羽毛球	30
慢跑、游泳	25

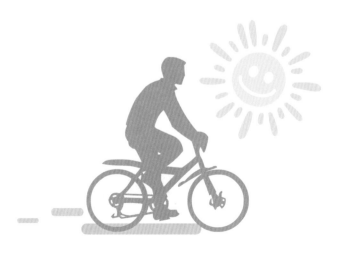

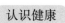
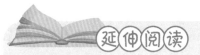

体重过重或过轻，该怎么办

■ 体重过重与减重

对于肥胖的人，饮食调整的原则是在控制总能量基础上的平衡膳食。一般情况下，建议能量摄入每天减300~500千卡，严格控制油和脂肪摄入，适量控制精白米面和肉类，保证蔬菜、水果和牛奶的摄入充足。减重速度以每个月2~4千克为宜。

建议超重或肥胖的人每天累计达到60~90分钟中等强度有氧运动，每周5~7天；抗阻肌肉力量锻炼隔天进行，每次10~20分钟。

■ 体重过轻与增重

对于体重过轻者（BMI<18.5kg/m^2），首先应排除疾病原因，然后评估进食量、能量摄入水平、膳食构成、身体活动水平、身体成分构成等。

根据目前健康状况、能量摄入量和身体活动水平，逐渐增加能量摄入至相应的推荐量水平，或稍高于推荐量。可适当增加谷类、牛奶、蛋类和肉类食物摄入，同时每天适量运动。

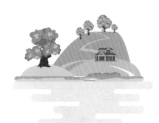

3. 哪些食物可以多吃

　　蔬菜水果为人体提供丰富的微量营养素、膳食纤维和植物化学物，增加蔬菜和水果、全谷物摄入可降低心血管疾病、2 型糖尿病、肺癌、结直肠癌的发病风险。奶类和大豆富含钙、优质蛋白质和 B 族维生素，对于增加儿童青少年骨密度、降低绝经后女性骨质疏松、乳腺癌的发病风险有一定益处。

　　《中国居民营养与慢性病状况报告（2020 年）》结果显示，我国居民蔬菜、水果、奶类、豆及豆制品摄入不足，主食精细化。因此，提倡餐餐有蔬菜，推荐每天摄入不少于 300 克，深色蔬菜（深绿色、深黄色、紫色、红色蔬菜）应占 1/2。天天吃水果，推荐每天摄入 200~350 克的新鲜水果，果汁不能代替鲜果。吃各种奶制品，摄入量相当于每天 300 毫升以上液态奶。推荐每天吃全谷物食物 50~150 克。

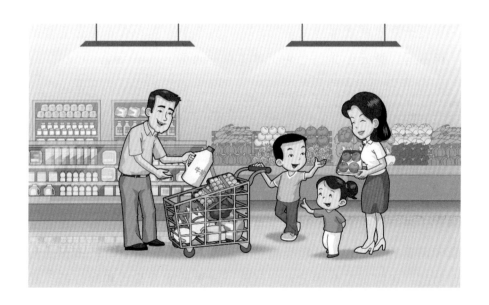

经常吃大豆制品，每周 105~175 克。适量吃坚果，每周 50~70 克。

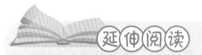

如何挑选蔬菜水果

✓ 重"鲜"

选择应季的新鲜蔬菜水果，水分含量高、营养丰富、味道清新。

✓ 选"色"

根据蔬菜颜色深浅，可分为深色蔬菜和浅色蔬菜。深色蔬菜指深绿色、红色、橘红色和紫红色蔬菜，具有营养优势，尤其是富含 β-胡萝卜素的蔬菜，是膳食维生素 A 的主要来源，应注意多选择。

✓ 多"品"

挑选和购买蔬菜时要多变换，每天至少达到 3~5 种。夏天和秋天是水果最丰盛的季节，不同的水果甜度和营养素含量有所不同，每天至少 1~2 种，首选应季水果。

4. 哪些食物应适量摄入

禽畜类、蛋类和水产品属于动物性食物，含有较多优质蛋白质、脂类、维生素和矿物质，是平衡膳食的重要组成部分，是人体营养需要的重要来源。鱼类脂肪含量相对较低，且含有较多不饱和脂肪酸，可降低脑卒中的发病风险。禽类脂肪含量也相对较低，其脂肪酸组成优于畜类。蛋黄中富含对健康有益的磷脂和胆碱。瘦肉矿物质含量丰富，脂肪含量低；而肥肉则含脂肪较多，能量密度高，摄入过多容易引起肥胖，增加心血管疾病、2 型糖尿病、结直肠癌发生的风险。

适量摄入鱼、禽、蛋类和瘦肉有助于增进健康，平均每天120~200 克。每周最好吃鱼 2 次或 300~500 克，蛋类 300~350 克，畜禽肉 300~500 克。应将这些食物分散在每天各餐中，避免集中食用，最好每餐有肉，每天有蛋。优先选择鱼类，其次为禽类，吃鸡蛋不弃蛋黄，畜类选择瘦肉，少吃肥肉、深加工肉制品以及烟熏和腌制肉制品。

5. 哪些食物应少吃

我国居民食盐、烹调油和脂肪普遍摄入过多，这是导致人群中高血压、肥胖和心脑血管疾病等慢性病发病率居高不下的重要因素，因此应当培养清淡饮食习惯，少吃高盐和油炸食品。成年人每天摄入食盐不超过 5 克，烹调油不超过 25~30 克。反式脂肪酸每天摄入量不超过 2 克。

过多摄入添加糖可增加龋齿和超重发生的风险，建议每天添加糖的摄入不超过 50 克，最好控制在 25 克以下。少喝或不喝含糖饮料，更不能用饮料替代饮用水。少吃糕点、冷饮等甜味食品。

饮酒可增加肝损伤、胎儿酒精综合征、痛风、结直肠癌、乳腺癌等的发生风险；过量饮酒还可增加心脑血管疾病等的发生风险。儿童青少年、孕妇、乳母以及慢性病患者不应饮酒。成年人如饮酒，一天饮用的酒精量不超过 15 克。

不同人群食盐、烹调油、添加糖的推荐摄入量和酒精的控制摄入量

单位：克/天

项目	幼儿		儿童			成人	
	2岁~	4岁~	7岁~	11岁~	14岁~	18岁~	65岁~
食盐	<2	<3	<4	<5		<5	
烹调油	15~20	20~25	20~25	25~30		25~30*	
添加糖	—		<50，最好<25；不喝或少喝含糖饮料				
酒精	0					如饮酒，不超过15	

注：* 轻身体活动水平。

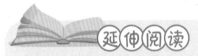

生活减盐小妙招

➤ 选用新鲜食材，减少加工程度和盐的使用，保留食物的天然美味。

➤ 合理运用烹调方法，如使用葱、姜、蒜、花椒等天然香料为食物提味，少用含盐调味品。热菜出锅前再放盐，凉菜吃的时候再放盐，能够在保持同样咸度的情况下，减少食盐用量。

➤ 做好总量控制，使用限盐勺、限盐罐等工具控制家庭用盐总量。

➤ 少吃高盐食品，包括腌制食物、加工肉制品、高盐调料（鸡精、酱油、蚝油、腐乳、面酱、黄酱等）、含盐零食（薯片、锅巴、话梅、糕点等）。

➤ 购买预包装食品时阅读营养成分表，选择钠含量较低的食品。

6. 如何做到规律进餐

调查显示，近年来我国居民在外就餐比例增加，三餐规律的人群比例有所下降，容易增加超重、肥胖和糖尿病的发生风险。合理安排一日三餐有利于控制体重、增进健康。俗话说"早餐要吃好，午餐要吃饱，晚餐要吃少"，其中蕴含着深刻的饮食健康道理。

一般来讲，安排早餐在 6：30—8：30、午餐在 11：30—13：30、晚餐在 18：00—20：00 为宜。学龄前儿童除了保证每日三次正餐外，还应安排两次加餐。合理分配一日三餐的食物量。早餐提供的能量应占全天总能量的 25%~30%，午餐占 30%~40%、晚餐占 30%~35%。

保证每天吃早餐，且应包括谷薯类、蔬菜水果、动物性食物、奶豆坚果等 4 类食物。晚餐做到清淡少油少盐，同时确保食物品种丰富，并根据早、午餐的进餐情况，适当调整晚餐食物的摄入量和种类，保证全天营养平衡。晚餐时间不要太晚，至少在睡觉前 2 小时进食。规律进餐，定时定量，饮食适度，不暴饮暴食、不偏食挑食、不过度节食。

加餐（指非正餐时间食用的食物或饮料，不包括水，又称零食）是正餐的有益补充，但量不宜多，摄入量不要超过全天能量的 15%。加餐应选择营养素密度高的食物，如奶类、蛋类、豆制品等，还可选择新鲜蔬菜水果以及原味坚果等；少选油炸或膨化食品。加餐可安排在两餐之间，睡前 1 小时不宜吃零食。

应主动饮水，少量多次，不要等口渴了再喝水。在温和气候条

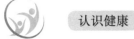
件下，低身体活动水平成年男性每天适宜的饮水量为 1 700 毫升，女性为 1 500 毫升。在高温或高身体活动水平的条件下，应适当增加饮水量。建议饮水的适宜温度在 10~40℃。推荐喝白水或茶水，少喝或不喝含糖饮料，不用饮料代替白水。

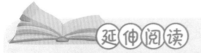

在外就餐，应注意什么

➢ 选择食品安全状况良好、卫生信誉度在 B 级及以上的餐饮服务单位。

➢ 点餐时要注意食物多样，荤素搭配。

➢ 按需适量点餐，不铺张浪费。

➢ 尽量选择用蒸、炖、煮等方法烹调的菜肴，避免煎炸食品和含脂肪高的菜肴。

➢ 进食注意顺序，可以先吃少量主食，再吃蔬菜、肉类等。

➢ 增加蔬菜摄入，肉类菜肴要适量，主食包含全谷物。

➢ 主动提出少油、少盐的健康诉求。

➢ 食量要适度。

7. 如何正确选购食品

生命的各个阶段都应该重视膳食计划，把食物多样、能量平衡放在首位，统筹好食物选购，设计好菜肴，合理分配三餐和零食茶点。

　　不同的食物营养特点有所不同，了解食物主要营养特点，按类选择食物是合理膳食的第一步。日常需要了解各类食物提供的主要营养素，可供日常选择食物时参考。

各类食物提供的主要营养素

食物组	提供主要营养素
谷类、杂豆	碳水化合物、蛋白质、膳食纤维、维生素B_1等维生素、铁、锌、镁等
薯类	碳水化合物、膳食纤维、钾
蔬菜类	β-胡萝卜素、叶酸、钙、钾、维生素C、膳食纤维；也是植物化学物的良好来源，如多酚类、类胡萝卜素、有机硫化物等
水果类	维生素C、钾、镁以及膳食纤维（果胶、半纤维）；也是植物化学物的良好来源
鱼畜禽肉类	优质蛋白质、脂类和脂溶性维生素、维生素B_6、维生素B_{12}和硒等；鱼油含有DHA和EPA
蛋类	优质蛋白质、脂类、磷脂、维生素和矿物质
乳类	优质蛋白质、钙、B族维生素等；酸奶、奶酪还提供益生菌
大豆及其制品	蛋白质、脂肪、维生素E；另外还含磷脂、大豆异黄酮、植物固醇等
坚果	脂肪、必需脂肪酸、蛋白质、维生素E、B族维生素、矿物质等；栗子富含淀粉
油	脂肪和必需脂肪酸、维生素E

健康饮食的关键在于"平衡"。同样的食物，加工方法不同，会有不同的营养素密度和健康效益。食物原料切配时不要切得过细过碎，且不要搁置太长时间。多用蒸、煮、炒的烹调方式，少用煎、炸，控制油、盐、糖的用量。

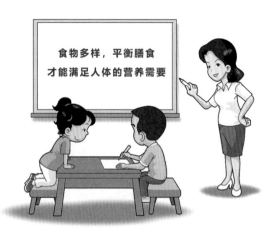

食物多样，平衡膳食
才能满足人体的营养需要

鼓励多吃简单加工食品和营养素密度高的食物，少吃深加工的食品。

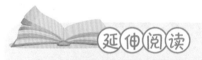

延伸阅读

了解食物营养素密度

营养素密度通常指食物中某种营养素含量与其能量的比值，一般来说，如果一种食物能量相对较低，而其他营养素相对较丰富，认为其营养价值较高。

营养素密度高的食物指多种维生素、矿物质（钠除外）、膳食纤维以及植物化学物质或必需脂肪酸含量较高的食物，但同时也应含有相对较少的脂肪、糖和能量，如奶类、瘦肉、大豆等。

与营养素密度高的食物相反，"空白能量"食物是指提供较高能量，但蛋白质、维生素、矿物质含量很低，如糖果、油炸面筋等。

推荐选择新鲜的、营养素密度高的食物，少选"空白能量"食物。

建议"多吃"和"少吃"的食物举例

食物类	建议"多吃"的食物	建议"少吃"的食物
谷薯类	糙米饭、全麦面包、玉米粒、青稞仁、燕麦粒、荞麦、莜麦、全麦片、二米饭、豆饭、蒸红薯、八宝粥	精米饭、精细面条、白面包、油条、薯条、方便面、调制面筋（辣条）
蔬菜类	深绿叶蔬菜、小油菜、羽衣甘蓝、西蓝花、胡萝卜、番茄、甜椒等	各种蔬菜罐头、干制蔬菜、蔬菜榨汁等
水果类	橘子、橙子、苹果、草莓、西瓜等当地当季新鲜水果	各种水果罐头、蜜饯等水果制品及果汁饮料
鱼畜禽肉类	新鲜的瘦肉、禽肉、各种鱼等水产类	熏肉、腌肉、火腿肥肉等，肉（鱼）罐头、肉（鱼）丸等加工制品
乳类	纯牛奶、脱脂牛奶、低糖酸奶、奶粉	奶酪、奶油
水和饮料	水、茶水、无糖咖啡	含糖饮料，如果味饮料、碳酸饮料、奶茶、乳饮料等；酒及含酒精饮料更应避免

随着经济社会的发展，人们的饮食模式也发生了改变，购买预包装食品的现象越来越普遍。预包装食品是指预先定量包装或者制作在包装材料和容器中的食品，大家在超市中见到的那些带有包装，并且在包装上注明了配料、生产和经营者、生产日期等信息的食品就是预包装食品。

预包装食品的外包装上都有食品标签，上面标注了食品名称、配料表、净含量和规格、生产者和/或经营者的名称、地址和联系方式、生产日期和保质期、贮存条件、食品生产许可证编号、产品标准代号等信息，展示了食品营养和安全相关信息，消费者要学会阅读食品标签，正确选购和贮存食品。

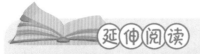

如何选购预包装食品

✓ **看配料表。** 配料（表）按该食品配料用量高低依序列出了食品原料、辅料、食品添加剂等，是了解食品的主要原料、鉴别食品组成的最重要途径。

✓ **看营养成分表。** 营养成分表标注了每100克（或每100毫升）食品提供的能量以及蛋白质、脂肪、饱和脂肪、碳水化合物、糖、钠等营养成分的含量值，及其占营养素参考值的百分比（NRV%）。

✓ **看营养声称。** 营养声称是对食品营养特性的描述和声明，如高钙、低脂、低盐、无糖等。

✓ **看生产相关信息。** 包括生产厂家、生产日期、保质期等，购买在保质期内的正规厂家生产的食品。

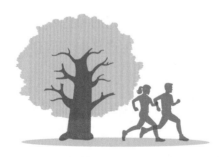

小测试：合理膳食，你做到了吗

【以上是关于合理膳食的知识介绍。现在来做一个测试，看一看自己做得够不够？请根据你最近两周的饮食情况，在相应选项上打√。】

1. 我能做到一日三餐有规律	□很少	□有时	□经常
2. 我能做到粗细搭配、荤素搭配	□很少	□有时	□经常
3. 我每天吃蔬菜和水果	□很少	□有时	□经常
4. 我适量吃肉类和大豆制品	□很少	□有时	□经常
5. 我每天吃鸡蛋、喝牛奶	□很少	□有时	□经常
6. 我每天喝足够的水	□很少	□有时	□经常
7. 我吃很咸的食物	□很少	□有时	□经常
8. 我吃肥肉	□很少	□有时	□经常
9. 我吃油炸食品	□很少	□有时	□经常
10. 我吃甜点	□很少	□有时	□经常
11. 我喝含糖饮料	□很少	□有时	□经常
12. 我喝酒	□很少	□有时	□经常

说明：

第1~6题的行为越经常越好，是我们所提倡的健康饮食习惯。勾选"很少"得1分，"有时"得2分，"经常"得3分。

第7~12题的行为越少越好，是不利于我们健康的饮食行为。勾选"经常"得1分，"有时"得2分，"很少"得3分。

总得分为30~36分，你做得真棒，请继续保持。

总得分为23~29分，你做得不错，但还需要继续努力。

总得分≤22分，你做得还不够好，为了你的健康，要尽快调整自己的饮食习惯。

第三章

运动与健康

1. 体育运动是如何起源与发展的

体育运动是人类的一种社会实践活动，是人类文化的重要组成部分。体育运动是以身体活动为基本手段，以增强体质、促进健康、培养各种心理品质和丰富社会文化生活为目的。体育运动是伴随着人类社会的进步而形成和发展起来的。体育运动的发展与教育、军事、科学技术的发展，以及人们的宗教活动、休闲娱乐活动等有着密切的关系。

（1）体育运动的起源

人类进化史告诉我们，从猿到人经历了上千万年，从人到有文字记载的阶级社会经历了两百多万年，而人类进入文明社会不过短短几千年，体育运动就在这期间萌芽。人类的两足行走使身体运动形式产生了根本改变，从这时起，人类以脑容量的增加和上下肢肌肉功能变化为特征，逐渐告别了"头脑简单，四肢发达"的时代。体育运动需求的"种子"就此种下。

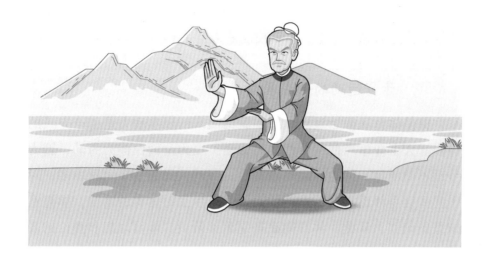

体育运动是伴随着人类社会的进步而形成和发展的。原始人类在为生存而同自然界进行斗争的过程中，发展了走、跑、跳、投掷、攀登、游泳及其他各种技能。人类最原始、最基本的生产活动和日常生活中的技能与本领是体育运动产生的重要源泉。

据人类考古发现，5 000 年前古埃及的部分部落便已将树枝与藤条编织成球，并以球为工具进行游戏，以此作为后代们锻炼身体、增强体能、提高灵活性的活动形式。这是远古时期人们出于生存与种族繁衍需要，开始运用原始体育运动形态，进行身体锻炼与运动技艺传授的典型例证。这既是人类文明的萌芽，也是体育运动的起源。

除此之外，为了表达对神灵的信奉和对祖先的崇敬而进行的原始祭祀活动，为了抒发内心的喜悦和庆贺劳动丰收而进行的舞蹈和游戏等原始娱乐活动，为了抵御某些疾病而进行的以身体活动为主的原始保健活动，以及为了安全自卫和参与部落间的冲突而进行的

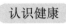

格斗活动等多种身体活动组成了体育运动的多种起源。正是这些身体活动逐渐形成了多功能、多目的的原始运动形式，并被作为获得各种身体能力和学习生产生活技能的重要手段。

（2）体育运动的形成和发展

促使体育从原始混沌状态中脱离出来的根本动力是生产方式的进步。大工业生产使综合性体力劳动突变为片面性体力劳动，脑力劳动不断增加，体力劳动不断减少。劳动人民的业余时间增多，对于娱乐性身体活动的需求增加，社会产生了对体育的需求，体育意识开始确立。从此，体育彻底告别萌芽阶段。体育思想和理论的系统化，以及体育方法和手段的整体化、多样化，使体育成为一种在人类社会中相对独立的文化形态。

体育运动源于生产与生活。人类基本的活动方式，如走、跑、跳、投，均是体育运动及具体体育项目产生的直接来源。迄今为止，田径中大部分项目的产生均为人类常见的生存形式。

在冷兵器时代，一些格斗项目既是军事的内容，又是体育运动的内容。现今的铁饼、标枪、射箭等项目都是古代士兵的基本军事技能。此外，在军事活动中，体育运动常常作为军事训练的一种有效方法，如蹴鞠就曾是中国汉代戍边军士们健身的手段。在现代社

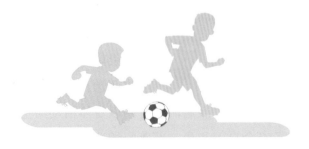

会中，现代击剑、射击、现代五项、跳伞、滑翔等项目又与其后的军事手段演变有直接的联系。许多军事项目被直接引入体育领域，成为颇具特色的军事体育项目，得到了广泛开展。

体育运动与教育的发展紧密联系，如我国商代的教育机关"学宫"就把射箭作为教育活动的主要内容。在周代的"六艺"教育中，其"射、御"两艺和"乐"的一部分，都属于体育运动的范畴。在古希腊的斯巴达教育体系中，也把体育运动列为主要内容。在雅典的教育内容中，亦有学习"五项竞技"的要求。在中世纪欧洲封建主教育体系中，有"骑士七技"。当人类进入现代社会以后，人们更是将体育与德育、智育等相提并论，作为人全面发展的一个重要方面。

医疗卫生的发展加深了人们对体育保健作用的认识，汉代的五禽戏、宋代的八段锦、明代的太极拳和清代的易筋经都是在人们对体育运动的健身、医疗作用有了深刻认识的基础上发展起来的。无论是在医疗活动中引进体育运动的手段，还是在体育运动中要进行医务监督，都说明了体育运动与医疗卫生之间的密切联系。

在人类宗教、休闲娱乐等活动中也诞生了许多体育文化内容。由此可见，体育是随着人类社会的发展而发展的。

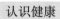
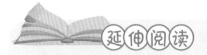

两次科技革命促进了体育运动的发展

第一次科技革命建立了以蒸汽机和纺织机为主的机器大生产体系，社会生产力得到巨大提高，人们的生活方式和生活质量随之发生巨大改变。首先，机器大生产方式代替了手工业生产方式，生产效率大幅提高，把人们从艰苦漫长的劳动中解放出来，使人们有时间参与体育运动。其次，机械化生产方式在解放人们肢体劳作的同时，又加大了人们的心理压力和精神负担，人们需要通过体育运动来释放负面情绪。最后，钢铁工业的发展，使制造体育运动所需的各种设备、器材成为可能。

第二次科技革命引起的直接社会变化是使主要的资本主义国家从农业社会完全过渡到工业化社会。首先，电的使用使体育运动的开展不受或少受自然因素的干扰。夜晚在灯光下举行各种体育比赛，既不与工作时间冲突，又可提高人们的兴奋性。其次，电影和电视的发明与使用，对体育运动的传播起到了决定性作用。最后，第二次科技革命中的化学、生命科学等理论和技术开辟了认识体育的新途径。

2. 身体活动与体育运动有什么区别

一般来讲，我们平时所说的身体活动是指日常生活、工作、出行和体育锻炼等各种消耗体力的活动的总称。身体活动时，身体的肌肉收缩，能量消耗增加。按照世界卫生组织的分类，身体活动可分为4类：一是职业性活动，也就是工作时的身体活动；二是交通出行，如步行、骑行之类的身体活动；三是家务劳动；四是休闲活动，如业余时间游泳、跑步、打球等。由此可见，我们平时的走路、骑自行车、打球、跳舞、上下楼梯、清扫房间、洗衣服、做饭等都是身体活动的范畴。

体育运动，又称体育锻炼，属于身体活动的一种形式，是一种以健身为目的的主动身体活动，多属于第四类身体活动形式。与普通的日常身体活动相比，体育运动是一种带有计划性、重复性、目的性与系统性的身体活动。日常的工作活动、家务劳动不能代替体育运动，但可以相互补充，既可以将体育运动融入日常工作、生活中，闲暇之余也可以根据自身情况，选择一些适合自己的运动项目，有针对性地开展体育运动，使全身的部位、组织等都得到锻炼，维持或改善身体功能，保持良好心态和身体健康。

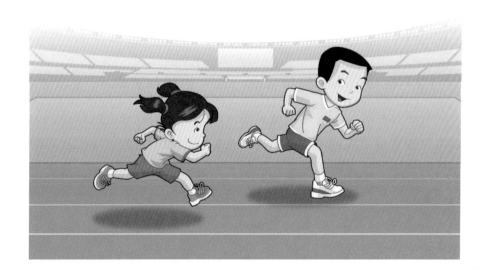

3. 体育运动有哪些益处

生命在于运动。大量研究证实，缺乏身体活动、久坐不动，是健康的主要危险因素。积极和充足的体育运动是保证身体健康的重要基石，适宜科学的体育运动不仅有助于增强心肺功能，强健肌肉骨骼，还有助于保持健康体重，降低疾病风险，提高生命活力，促进心理健康，改善生活品质。

（1）运动能增强体质，健美形体

适宜科学的体育运动可以增大肺活量，加强呼吸功能；可以增加心肌收缩力量，让心肌更为发达、收缩更加有力；可以激活人体免疫系统，增强人体免疫力；可以通过汗液、尿液加快身体内毒素的排除；可以促进骨骼发育，让骨骼变得更加坚硬且富有韧性；可以增加肌纤维的弹性，使骨骼肌更加强劲有力；可以改善糖脂代谢，增加胰岛素的敏感性，改善血脂和内分泌系统的调节功能，减少体内脂肪蓄积，保持健康体重；可以健美形体、延缓身体衰老。

（2）运动能改善情绪状态，让人愉悦和放松

有研究发现，运动可以减少情绪上的负担和心理上的障碍。运动不仅能直接使人愉悦，还能降低人们紧张和不安的程度，从而调节人的情绪。这是因为运动能促使大脑释放大量的内啡肽，该物质可使人心情愉快，精神振奋，情绪高涨，这对于消除人们的不良心境（如烦躁、愤怒、悲伤、抑郁、痛苦等），缓解心理压力，增添生活情趣均有益处。

（3）运动能提高智力，提升学习和工作效率

运动和认知活动一样，依赖于人的感知觉、记忆、思维等综合能力。现有研究表明，运动可以强健或改善大脑，提升专注力和耐力，提高学习和工作效率。医学研究发现，经常参与运动的人应变能力强，遇事反应敏捷，大脑灵活，接受信息快。运动不仅可以增加大脑供氧量，增加脑细胞的神经营养供应，使大脑的疲惫状态得以更快恢复，还可以调节大脑的兴奋性与抑制性，稳定对新刺激物的情绪反应，有利于提高大脑的功能。

（4）运动能培养坚强的意志品质，增强自信心

运动不仅要克服气候条件、动作难度、意外伤害等客观困难，还要克服懒惰和怕吃苦等主观困难。适宜科学的体育运动不仅可以培养坚强的意志品质，增加自信心和挑战自我的勇气，还可以使运动者心情舒畅、精神饱满，增强自信心。

（5）运动能调节人际关系，激发合作与竞争意识

群体性运动可以增进人与人之间的沟通和交流，加深认识和理解。很多人通过运动相识相知，因运动结缘。在运动过程中，每个人都全身心地投入进去，享受运动的乐趣。许多群体性运动（如足球、篮球、排球等）都提倡公平竞争和合作精神，它所反映的是人与人之间的竞争与合作的关系。因此，运动既可以增强自身的参与和竞争意识，又可以培养与他人的合作意识。

（6）运动能防治疾病，提高生活质量

体育运动可以提高人体各器官功能水平，增强机体免疫力，防治疾病，特别是对防治慢性病效果显著。慢性病包括心血管疾病、糖尿病、骨质疏松症等，是危害我国居民健康的重要疾病。有规律的体育运动可以有效地控制慢性病的诱发因素，预防慢性病的发生，同时其也是治疗慢性病的有效手段，可以提高居民的生活质量，减少由于生活方式不当、身体活动不足导致的过早死亡。

4. 科学运动有哪些原则

科学的运动应先进行全面的身体评估，再选择安全有效的运动形式。在运动方式、运动强度、运动频率、运动时长等方面要因人因时因地制宜。

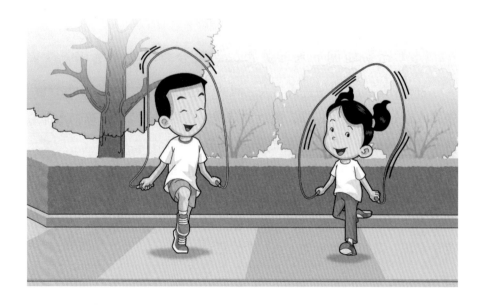

（1）安全性原则

安全性原则是指在体育运动过程中，要确保体育运动者不发生或少发生损伤，是参加体育运动的首要原则。开始体育运动前，应进行身体检查，全面评估个人的身体状况和运动能力，查找隐藏的运动风险因素，制订适合自身特点的体育运动方案。体育运动前要做好准备活动，体育运动后要做好整理和放松活动。

（2）全面发展原则

全面发展原则是指在体育运动中，身体各部位都参与运动，各器官、系统的机能水平均得到提高，既要提高机体的心肺功能和免疫力，又要提高机体的肌肉力量和柔韧性等身体素质。因此，要选择全身主要肌群均参与的体育运动项目，以取得全面发展效果。

（3）循序渐进原则

循序渐进原则是指科学地、逐步地增加体育运动时间和运动强度。循序渐进原则强调要根据自身对体育运动的适应程度，逐渐增加运动负荷，使身体机能和运动能力不断提高，以取得最佳体育运动效果。

（4）个性化原则

个性化原则是指根据每个人的遗传特征、机能特点和运动习惯，制订个性化的运动健身方案。在制订运动健身方案前，要进行必要的医学检查和运动能力测试，以便了解每个人的具体情况，使运动健身方案更具个性特征。

5. 体育运动有哪些形式

体育运动的形式多种多样。有人喜欢田径项目，有人酷爱球类运动，有人偏爱游泳、冲浪，有人钟情武术、摔跤。在进行体育运动时，我们要学会选择适合自身的运动形式，也就是说要根据个人的身体状况、兴趣爱好以及主客观条件，来选择适合自己的运动形式。

根据体育运动形式特征，可以将体育运动分为有氧运动、力量练习、球类运动、中国传统运动、牵拉练习五大类。

（1）有氧运动

有氧运动是指人体在氧气供应充足的条件下，全身主要肌群参与的节律性周期运动。有氧运动可以全面提高人体机能，是重要的体育活动方式之一。有氧运动分为中等强度运动和大强度运动。中等运动强度主要包括健步走、慢跑（6~8千米/时）、骑自行车（12~16千米/时）、登山、爬楼梯、游泳等；大强度运动主要包括跑步（8千米/时以上）、骑自行车（16千米/时以上）等。中等强度的有氧运动节奏平稳，是中老年人最安全的体育活动方式。

人们在进行体育运动时，应将有氧运动作为基本的体育活动方式。以提高心肺功能、减轻体重、调节血压、改善血脂为主要目的的体育锻炼者，可首选有氧运动。

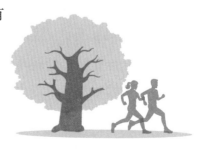

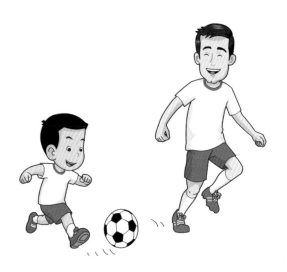

（2）力量练习

力量练习是指人体克服阻力、提高肌肉力量的运动。力量练习包括非器械力量练习和器械力量练习。非器械力量练习是指克服自身阻力的力量练习，包括俯卧撑、原地纵跳、仰卧起坐等；器械力量练习是指人体在各种力量练习器械上进行的力量练习。

力量练习可以提高肌肉力量、增加肌肉体积、发展肌肉耐力，促进骨骼发育和骨健康。青少年进行力量练习可以明显改善自身体质，使身体更加强壮。成年以后，随着年龄的增长，力量练习应逐年增加。老年人进行力量练习，可以提高平衡能力，防止由于身体跌倒而造成的各种意外伤害。

（3）球类运动

球类运动包括直接身体接触的球类运动和非直接身体接触的球类运动。前者包括篮球、足球、橄榄球、曲棍球、冰球等；后者包

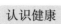

括排球、乒乓球、羽毛球、网球、门球、柔力球等。

球类运动的趣味性强，可通过比赛和对抗提高参与者的运动兴趣。球类运动具有一定的专项技术要求，需要良好的身体素质作为基础。球类运动是青少年首选的体育活动项目，经常参加球类运动可以提高机体的心肺功能、肌肉力量和反应能力，调节心理状态。

（4）中国传统运动

中国传统运动包括武术、气功等，具体形式包括太极拳（剑）、木兰拳（剑）、武术套路、五禽戏、八段锦、易筋经、六字诀等。

中国传统运动方式动作平缓，柔中带刚，强调意念与身体活动相结合，具有独特的健身养生效果。中国传统运动可以提高人体的心肺功能、平衡能力，改善神经系统功能，调节心理状态，且安全性好。以提高身体平衡能力、柔韧性、协调性，以及改善心肺功能、调节心理状态为主要健身目的的人群，特别是中老年人群，可以选择中国传统运动。

（5）牵拉练习

牵拉练习包括静力性牵拉练习和动力性牵拉练习。各种牵拉练习可以增加关节的活动幅度，提高身体柔韧性与运动技能，减少运动损伤。

静力性牵拉包括正压腿、侧压腿、压肩等；动力性牵拉包括正踢腿、侧踢腿、甩腰等。初次参加体育运动的人，应以静力性牵拉练习为主，随着柔韧能力的提高，逐渐增加动力性牵拉练习。

6. 运动强度应如何把握

每个人的工作性质和生活习惯不同，在选择运动时间、内容、强度和频率时也应有不同；因个人体质、健康水平差异，每个人所能承受的运动强度也不同。选择合适的运动强度是科学健身的重要组成部分。

有良好运动习惯、体质好的人，可进行大强度或中等强度运动；具有一定运动习惯、体质较好的人，可进行中等强度运动；初期参加体育运动或体质较弱的人，可进行中等或小强度运动。体育锻炼者可根据自身情况，科学调整运动强度，以适应个体状况。

运动锻炼应量力而行，体质差的人活动量可以少一点；体质好的人可以增加运动强度和运动量。建议健康成年人每天累计活动量应至少达到 6 000 步，每周至少 4 万步。

一般健康人可以根据运动时的心率来控制运动强度，具体方法为：先计算出运动后即刻 10 秒的脉搏数，再乘以 6，即为运动心率。不同的人体质不同，以同样的速度跑步，运动心率不同。体质较弱的人在开始锻炼时，应将运动心率控制在相对较低的水平；随着体质的增强，可以逐渐提高运动心率的水平。

在体育健身活动过程中，运动强度越大，机体和心脏对运动刺激反应越明显，心率越快。一般常用最大心率百分数和运动中的实测心率监测体育运动强度。人体的最大心率与年龄有关，采用下列公式可以推算正常人群的最大心率：最大心率（次/分）=220-年龄（岁）。心率在最大心率的 85% 或以上，相当于大强度运动；心率控制在最大心率的 60%~85%，相当于中等强度运动；心率控制在

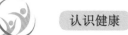

最大心率的 50%~60%，相当于小强度运动。

体育健身活动时，运动强度也可以用步行速度、主观用力评分、讲话等来控制强度。中等强度是用力但不吃力的活动，如一般成年人中速步行（4千米/时）到快走/慢跑（7千米/时）、慢速（10千米/时）到较快速（16千米/时）骑行等。如用讲话判断，中等强度活动时可以说出完整的句子，但唱歌困难。高强度身体活动是非常用力、有些吃力的活动，如中速跑步（8千米/时），心率达到最大心率的85%或以上。用讲话判断，高强度活动时只能说出断续的字词，说不出完整的句子。

中老年人如果存在疾病、服用药物等情况，不宜简单使用心率来控制运动强度，最好事先咨询医生。

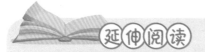

体育运动强度的划分

体育运动强度可划分为小强度、中等强度和大强度三个级别。

小强度运动对身体的刺激作用较小，运动过程中心率一般不超过100次/分，如散步等。

中等强度运动对身体的刺激强度适中，运动过程中心率一般在100~140次/分，如健步走、慢跑、骑自行车、太极拳、网球双打等。

大强度运动对身体的刺激强度较大，可进一步提高健身效果。运动过程中心率超过140次/分，如跑步、快速骑自行车、快节奏的健身操，以及快速爬山、登楼梯、网球单打等。

7. 如何把控运动时间

健身活动时间直接影响健身活动效果。运动时间过短，提高身体机能效果甚微；而运动时间过长，则容易造成疲劳累积，影响身体健康。

根据《中国人群身体活动指南（2021）》的推荐，18~64 岁的成年人群每周应完成以下目标：①进行 150~300 分钟中等强度或 75~150 分钟高强度有氧活动，或者等量的中等强度和高强度有氧活动组合；②至少进行两天肌肉力量练习；③保持日常身体活动，并适当增加活动量。

根据 2017 年国家体育总局推出的《全民健身指南》，经常参加体育锻炼的人，每天有效体育运动时间为 30~90 分钟。在参加体育运动的初期，运动时间可稍短；经过一段时间体育运动，身体对

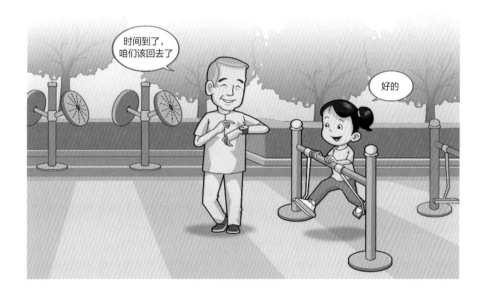

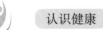

运动产生适应后，可以延长运动时间。每天体育运动可集中一次进行，也可分开多次进行，每次体育运动时间应持续 10 分钟以上。

有体育运动习惯的人每周应运动 3~7 天，每天应进行 30~60 分钟的中等强度运动，或 20~25 分钟的大强度运动。为了取得理想的体育运动效果，每周应进行 150 分钟以上的中等强度运动，或 75 分钟以上的大强度运动；如果有良好的运动习惯，且运动能力测试综合评价为良好以上的人，每周进行 300 分钟中等强度运动，或 150 分钟大强度运动，健身效果更佳。

我的运动日记

近一周，你每天进行有氧运动和力量练习的情况如何？如果完成请打"√"。

日期 第（　）周	中等强度有氧运动， 至少 30 分钟	高强度有氧运动， 至少 15 分钟	肌肉力量 练习
星期一			
星期二			
星期三			
星期四			
星期五			
星期六			
星期日			

填完表，算一算，您近一周进行中等强度或高强度有氧运动的合计天数是否达到 5 天？进行肌肉力量练习是否达到 2 天？如果是，恭喜您已经养成了良好的运动习惯！请记住少量身体活动优于不活动，如果您还没达到推荐的活动水平，那就赶紧努力吧！

（注：本表根据国家体育总局《全民健康指南》设计，仅适合健康成年人，孕妇、乳母、儿童青少年、慢性非传染性疾病患者、老年人请在专业人员指导下进行运动。）

8. 不同人群进行体育运动时应注意哪些事项

科学运动是提高身心健康的重要途径。随着全民健身运动的普及，现在多数人都有运动的意识。科学合理的体育运动是有必要的，但过度的体育运动使人疲劳，甚至造成运动损伤。

根据《中国人群身体活动指南（2021）》的建议，不同年龄段人群身体机能所能承受的运动负荷不同，在进行锻炼时需要根据个人的实际情况，合理选择运动方式，科学进行体育运动，以提高身体素质及身心健康。

（1）儿童和青少年应当培养运动习惯，掌握运动技能

推荐儿童和青少年每天累计至少进行 1 小时中等强度及以上的运动，青少年应当每周参加至少 3 次有助于强健骨骼和肌肉的运动。鼓励儿童和青少年进行大强度运动。坚持运动有助于儿童和青少年提高身体素质，掌握运动技能。

【2 岁及以下儿童】

1）每天与看护人进行各种形式的互动式玩耍。

2）能独立行走的幼儿每天进行至少 180 分钟（3 小时）的身体活动。

3）每次静态行为不超过 1 小时。

4）不建议观看各种电子屏幕。

【3~5 岁儿童】

1）每天要进行至少 180 分钟的身体活动，其中包括 60 分钟的

活力玩耍，鼓励多做户外活动。

2）每次静态行为不超过1小时。

3）每天视屏时间累计不超过1时。

【6~17岁儿童青少年】

1）每天进行至少60分钟中等强度到高强度的身体活动，且鼓励以户外活动为主。

2）每周至少进行3天肌肉力量练习和强健骨骼练习。

3）减少静态行为，每次静态行为不超过1小时。

4）每天视屏时间累计少于2时。

（2）健康成年人运动要保证一定强度、频率和持续时间

推荐每周运动不少于3次；每周累计至少150分钟中等强度的有氧运动；每周累计至少75分钟较大强度的有氧运动也能达到运动量；同等量的中等和较大强度有氧运动相结合的运动也能满足日常身体活动量，每次有氧运动时间应当不少于10分钟，每周至少有2天进行所有主要肌群参与的抗阻力量练习。

【18~64岁成年人】

1）每周进行150~300分钟中等强度或75~150分钟高强度有氧运动，或者等量的中等强度和高强度有氧运动组合。

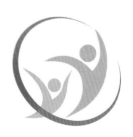

2）每周至少进行2天肌肉力量练习。

3）保持日常身体活动，并增加活动量。

（3）老年人量力而行，保持适当身体活动水平

老年人应当从事与自身体质相适应的运动，在重视有氧运动的同时，重视肌肉力量练习，适当进行平衡能力锻炼，强健肌肉、骨骼，预防跌倒。

【65岁及以上老年人】

1）成年人的身体活动推荐同样适用于老年人。

2）要坚持平衡能力、灵活性和柔韧性练习。

3）如果身体不允许每周进行150分钟中等强度身体活动，应尽可能地增加各种力所能及的身体活动。

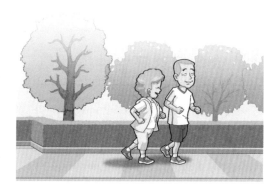

（4）特殊人群应当在专业人士指导下运动

特殊人群（如孕妇、慢性病患者、残疾人等）应当在进行身体活动前咨询医生，并在运动专业人士的指导下运动。如果身体允许，可参照同龄人的身体活动推荐。如果身体不允许，仍鼓励根据自身情况进行规律的身体活动。不追求运动强度，但要坚持规律运动。

根据个人的身体状况，定期进行适量的身体活动。建议牢记以下四点：一是动则有益、多动更好、适度量力、贵在坚持；二是减少静态行为，每天保持身体活跃状态；三是身体活动达到推荐量；四是安全地进行身体活动。

第四章

烟草与健康

1. 人类何时开始种植烟草

关于烟草的起源有多种说法，目前比较公认的是烟草起源于美洲大陆：考古学家在南美洲发现了 3 500 年前的烟草种子，证明在那个时候人类就有了烟草种植的行为。

15 世纪之前，烟草只在美洲印第安人中被广泛使用。当地印第安人非常喜欢吸食烟草，他们发现烟草不仅有醉人的香气，还有提神醒脑、消除疲劳、缓解疼痛、治疗疾病的神奇效果，被印第安人视为上天赐予的"神草""还魂草"。直到哥伦布发现新大陆，把烟草及其种子带回西班牙进行种植，烟草才开始逐渐向世界其他地区传播。

2. 烟草何时传入中国

目前，中国是世界上最大的烟草生产国、消费国和受害国。据史料记载，烟草最早是在明朝万历年间传入中国，距今已有400多年的种植历史。之前的史料中并没有关于烟草的记载，明朝之前的人也没有吸食烟叶的习惯。

一般认为烟草由三条路线传入我国：第一条路线从吕宋（今菲律宾境内）传入福建的漳州和泉州。第二条路线从南洋或越南传入澳门、广东。第三条路线从日本传入朝鲜，再传到我国辽东。

3. 吸烟为什么会上瘾

这就不得不说一个神秘的物质——烟碱（又称尼古丁）。现代科学研究已证实，尼古丁是一种高度成瘾性物质，天然存在于烟草中。它是烟草烟雾中的活性成分，具有刺激性气味和辛辣的味道，有毒，呈油性，浅黄色，暴露于空气可以变成褐色，浓缩形式的尼古丁可以作为威力强大的杀虫剂使用。

吸烟时，尼古丁能够迅速地进入人体，刺激大脑相关脑区的多巴胺奖赏回路，使大脑释放大量多巴胺，多巴胺能改善人的情绪和注意力，降低压力和焦虑，让人产生愉悦感。随着时间推移，身体会对高水平的多巴胺产生耐受，愉悦感降低。为了维持愉悦感，吸烟者会通过缩短吸烟间隔、增加吸烟量，吸入更多的尼古丁，刺激大脑频繁释放多巴胺，一旦停止吸烟，就会出现戒断反应，如头痛、失眠、容易焦虑等。吸烟者为了减轻戒断反应带来的痛苦，就会越来越频繁地吸烟，如此反复就会使吸烟者产生依赖，也就是上瘾。研究表明，使用任何形式烟草产品都会形成对尼古丁的生理性依赖。

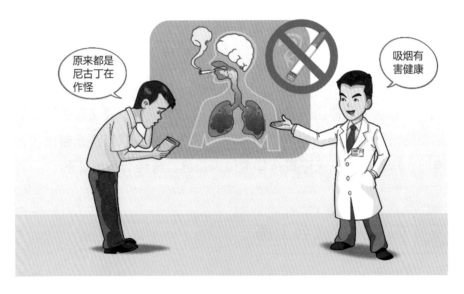

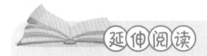

"尼古丁"的由来

十六世纪中期，烟草在欧洲各国广泛传播。当时有一位居住在葡萄牙的法国人，名叫尼古特，他对烟草很感兴趣。当他知道烟草不但可以解乏提神，还可以止痛和治疗疾病，尤其对治疗头痛病有疗效时，就自己搞了些烟草种子精心栽培起来。

这时，法国王太后凯瑟琳（1519—1589年）得了头痛病，经常发作，非常痛苦，寻遍天下名医，也无药可解。尼古特知道后便向王太后献上了烟草，并对烟草的医疗功能大力宣传。王太后亲自尝试，头痛病果真有了好转。此后，王太后不但爱上了烟草，还在法国大力推广烟草种植。后来，人们为了纪念尼古特，把烟草中具有特殊功效的烟碱命名为"尼古丁"。

4. 吸烟的危害有哪些

烟草烟雾中含有数百种有毒有害物质，其中至少有69种被明确为致癌物质。吸烟时这些有毒有害的化学成分能够快速地从肺部进入血液，并遍布全身的组织器官。吸烟时间越长，伤害越严重。

吸烟会损害吸烟者的各个器官，包括大脑、心脏、肺、胃和免疫器官等。烟草每年导致800多万人死亡，其中包括130万接触二手烟雾的非吸烟者。而死亡原因中，癌症、心血管疾病和呼吸系统疾病大约各占1/3。癌症中尤以肺癌居首，在欧美等国家，约80%的肺癌发病和死亡由吸烟导致；在我国约42.7%的肺癌死亡由吸烟导致，这一比例在男性中更高。

吸烟导致的癌症几乎遍布全身，包括肺癌、口腔癌、胃癌、肝癌、胰腺癌、肾癌、膀胱癌、宫颈癌、乳腺癌、结肠和直肠癌、急性白血病等。

吸烟者的血液黏滞度增高，易发生血栓；此外烟雾中的一氧化碳可损害血管内皮，促进动脉粥样硬化及血栓的形成。血栓发生在心脏，就是心肌梗死；发生在脑，就是脑卒中，俗称"中风"。

此外，烟草制品中的尼古丁还是高度成瘾性物质，导致吸烟者烟草依赖，难以戒断。吸烟者中将会有一半因吸烟提早死亡。吸烟者的平均寿命要比不吸烟者减少10年。

烟草不仅损害吸烟者健康，烟草烟雾还会影响不吸烟者健康，尤其是孕妇和儿童。毫不夸张地说，吸烟者害己又害人。正是深刻

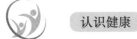
认识到吸烟的危害，目前北京、上海、深圳、杭州、武汉、西安等20多个城市都已经出台了控制吸烟的地方性法规，明确规定公共场所禁止吸烟。

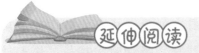

吸烟的危害，超乎你的想象

➢ 全球每年因吸烟及二手烟暴露死亡的人数达800万。

➢ 每4秒钟就有1人死于吸烟相关疾病。

➢ 中国每年因吸烟死亡的人数超过100万，超过艾滋病、结核、交通事故及自杀死亡人数的总和。

➢ 现在吸烟者中将来会有一半因吸烟而提早死亡。

➢ 吸烟者的平均寿命要比不吸烟者缩短10年。

5. 二手烟会产生哪些危害

二手烟是指由吸烟者在吸烟过程中吐出的烟草烟雾和卷烟或其他可燃烟草制品燃烧时散发出的烟草烟雾所组成的一种混合物，又称为环境烟草烟雾。

二手烟同样有害健康，导致呼吸系统疾病和心脑血管疾病发病和死亡风险增加。大量证据表明：二手烟会增加患癌症、呼吸系统疾病、心脑血管疾病等多种疾病的风险。二手烟可导致儿童发生呼吸系统疾病、支气管哮喘、肺功能下降、急性中耳炎、复发性中耳炎和中耳积液等。孕妇在怀孕期间经常处于二手烟环境，不仅会对孕妇自身健康产生损害，还会影响到腹内胎儿的发育，导致婴儿出生低体重和婴儿猝死综合征。

二手烟不存在所谓的"安全暴露"水平，只要房间中有吸烟者，其他人就会受到危害。

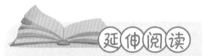

只要吸烟即有害健康

✓ 偶尔吸入少量烟草烟雾亦会对人体造成危害。

✓ 吸加装滤嘴的卷烟不能降低吸烟对健康的危害。

✓ 吸"低焦油卷烟"和"中草药卷烟"与吸普通卷烟一样，会对健康造成危害。

二手烟暴露没有所谓的安全水平

✓ 即使短时间暴露也会对健康造成危害。

✓ 在室内加装排风扇等通风换气装置不能避免二手烟暴露的危害。

✓ 即使在吸烟室吸烟，也不能完全避免二手烟对他人健康的危害。

✓ 唯一能够有效避免二手烟危害的方法就是室内环境完全禁烟。

6. 电子烟的危害比卷烟小吗

电子烟是一种模仿卷烟的电子产品，主要由烟油、加热系统、电源和过滤嘴四部分组成。烟油中含有尼古丁、香精、溶剂丙二醇等化学物质。电子烟通过加热雾化方法，将尼古丁、香精等变成具有特定香味的气溶胶，供吸烟者吸食。

电子烟自上市后在全球迅速流行，数据显示各国电子烟使用率呈现逐年增长趋势。在青少年中，电子烟使用率的增长尤为明显，《2021中国中学生和大学生烟草流行监测结果》显示，中学生使用过电子烟的比例为16.1%、现在使用电子烟的比例为3.6%，比2019年调查数据分别上升了3.5%、0.8%。不仅如此，电子烟的商家为了吸引更多的青少年，通过增加调味剂、美化包装等多种广告营销方式将电子烟包装为时尚标志。在商家的误导下，很多人产生

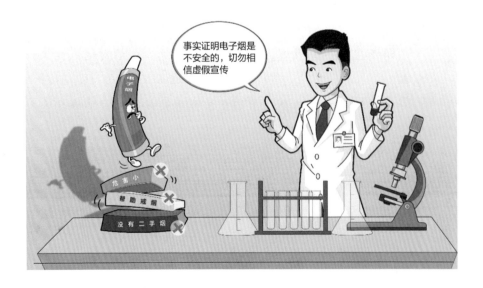

了电子烟危害比卷烟小、电子烟能够帮助戒烟、电子烟不存在二手烟危害等错误认识，但事实并非如此。世界卫生组织专门组织专家对电子烟进行了研究，事实证明电子烟是不安全的，同样有害健康，会产生二手烟雾，也不是戒烟手段。

电子烟加热后释放的气溶胶是一种新的空气污染源，其中含有甲醛、亚硝胺、多环芳烃等致癌物质。电子烟中的 2，3-丁二酮加热后吸入肺部，可能沉积在肺气管中导致阻塞，加重呼吸道炎症，形成"爆米花肺"。电子烟气溶胶中的金属含量可能比卷烟中的多。就连深受电子烟使用者喜欢的调味剂在加热后也会产生有害物质，不合理地使用调味剂亦会增加其对电子烟使用者的危害，调味剂的浓度越高，电子烟中的自由基释放量越高。

电子烟对健康是有害的，电子烟中含有成瘾物质尼古丁，会对胎儿的发育产生不良影响，并可能导致心血管疾病。儿童和青少年接触尼古丁可能影响大脑发育，导致学习障碍和焦虑症。由于电子烟产品鱼龙混杂，生产缺乏监管，很多电子烟的实际尼古丁含量要远远超出标签含量，对人体的危害难以预料。

使用电子烟、即使是尝试性使用电子烟的儿童和青少年，以后吸食卷烟的可能性也增加了一倍多。吸烟有害健康，吸电子烟也不例外，我们要清晰认识电子烟的"真实面目"，保护未成年人免受电子烟的侵害。

7. 你对烟草有多依赖

吸烟者的烟草依赖程度可根据烟草依赖评定量表进行评估。尼古丁依赖评估量表（FTND）是卫生专业人员广泛使用的评估烟草依赖程度的方法，包含 6 个问题，每个问题的答案选项分别被赋予不同分值，以累积分值评估烟草依赖程度。

总分最高为 10 分，累积值越高，烟草依赖程度越高：0~3 分，为轻度烟草依赖；4~6 分，为中度烟草依赖；≥7 分，为重度烟草依赖。

一般情况下，轻度烟草依赖的吸烟者较容易戒烟。重度烟草依赖的吸烟者可能需要多次尝试才能戒烟成功，也更需要专业的戒烟帮助。

尼古丁依赖评估量表（FTND）

评估内容	0 分	1 分	2 分	3 分
你每天抽多少支卷烟	≤10 支	11~20 支	21~30 支	>30 支
你早晨醒来后多长时间吸第一支烟	>60 分钟	31~60 分钟	6~30 分钟	≤5 分钟
你认为哪一支烟你最不愿意放弃	其他时间	早晨第一支		
你是否在许多禁烟场所很难控制吸烟	否	是		
你早晨醒来后第 1 个小时是否比其他时间吸烟多	否	是		
你卧病在床时仍吸烟吗	否	是		

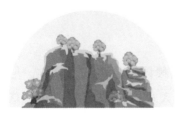

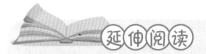

来测一测你的烟瘾有多大

0~3分为轻度依赖： 还不错，对烟草的依赖很轻，能不能戒烟，就看你的决心和毅力了。快快戒烟吧，与吸烟带给你的片刻愉悦相比，你和家人的健康更重要。相信你一定会做出明智的选择。

4~6分为中度依赖： 你已经对烟草产生了一定的依赖，庆幸的是，你的依赖程度并不严重。你可以选择自己戒烟，如果有困难，也可以选择戒烟专业机构来帮你戒烟。

7~10分为重度依赖： 你已经对烟草产生了明显依赖，烟草对你的累积伤害也一天比一天加重。对你而言，凭意志力戒烟成功的可能性较低，建议你去寻求戒烟专业机构的帮助。

没有了健康，就像生活没有了阳光。不管你是否存在烟草依赖，都建议你尽快戒烟。为了自己，为了家人，快快行动吧！很多人都已戒烟成功，你也能！

8. 戒烟为什么难

如果你曾经历过戒烟失败，不要灰心气馁，这不全是你的错，是尼古丁在作怪，它"绑架"了你的大脑。

烟草中的尼古丁作用于大脑，刺激神经细胞产生多巴胺令人愉悦。当尼古丁被代谢完毕，体内多巴胺会迅速下降，促使吸烟者

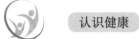

不断吸烟，让更多尼古丁来刺激神经细胞产生多巴胺，维持愉悦感。可惜的是，随着大脑的耐受，同样剂量的尼古丁维持愉悦的时间越来越短，就需要更多的尼古丁来维持这种愉悦感。由此带来的后果，就是越来越频繁地吸烟，吸烟间隔不断缩短，吸烟量越来越大，这就是我们平时所说的烟草依赖。很多吸烟者一旦戒烟就会感到烦躁不安、焦虑、心情低落等，这都是尼古丁在作怪。世界卫生组织将烟草依赖认定为一种慢性病。

烟草使用的成瘾性，给戒烟带来一定的困难。但是，大量观察研究发现，戒烟说难也难，说不难也不难，全在一念之间。这是因为吸烟者对烟草的心理依赖远远大于生理依赖，没有人因为渴求吸烟而从晚上睡眠中醒来，相反，吸烟者对烟草的渴求都是在清醒状态。无论是心理依赖还是生理依赖，戒断症状并不可怕，吸烟者只要有恒心、有毅力，有恰当的方法，必要时辅以一定的药物，是完全可以戒断的。

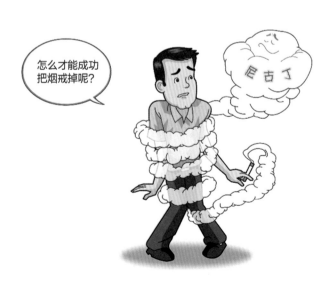

9. 戒烟的好处有哪些

很多吸烟者认为自己岁数大了，吸烟多年了，身体已经习惯了，戒不戒烟无所谓了，即使戒了烟，也不能给自己带来多大好处了，其实，这种想法是错误的。大量研究表明，在吸烟这件事上，戒比不戒好，早戒比晚戒好。不论是老年人还是年轻人，也不论吸烟时间有多长，只要能成功戒烟，就会对身体有益，身体的机能就会改善。任何年龄戒烟都不算迟！吸烟者在 60、50、40、30 岁戒烟，分别可赢得 3、6、9 或 10 年的寿命。

戒烟可减少吸烟者呼吸系统疾病的发生风险，降低心脑血管疾病、癌症等诸多疾病的发生危险，延长生命时限，提高生命质量。

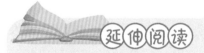

延伸阅读

戒烟的好处

戒烟的好处可以说立竿见影，让我们一起来看看这些神奇的变化吧！

戒烟 2 小时后： 尼古丁开始被人体代谢排除。约 2 天后，尼古丁的所有代谢产物都会从体内消失。

戒烟 6 小时后： 心率减慢，血压略微发生变化。3 到 30 天后，血压可下降到正常水平。

戒烟 24 小时后： 一氧化碳从体内排除。

戒烟 48 小时后： 呼吸道纤毛功能开始恢复，清除气道中

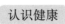

的黏液，可能会咳出灰黑色的痰，这意味着肺正在变清洁。

戒烟 3 个月后：肺功能持续改善，可以做更多的工作，而不会感到气短。生殖健康和生育能力改善。

戒烟半年后：气短和咳嗽症状减少。

戒烟 1 年后：心肌梗死发生的风险下降 50%。

戒烟 10 年后：肺癌风险下降 50%。

戒烟 15 年后：死亡的风险降至与不吸烟者相同。

10. 如何戒烟更轻松

吸烟者应该深刻认识到吸烟与二手烟暴露对健康的危害，吸烟者本人的戒烟意愿是成功戒烟的基础。

有效戒烟干预方法包括：戒烟劝诫、戒烟咨询、戒烟热线及药物治疗。对于没有成瘾或者烟草依赖程度较低的吸烟者可以凭毅力自行戒烟。对于烟草依赖程度较高者，可到戒烟门诊接受戒烟治疗，包括进行行为矫正以及使用戒烟药物等。

目前推荐的戒烟药物包括尼古丁替代疗法（NRT）、盐酸安非他酮及伐尼克兰。NRT 类药物属于非处方药物，可以自行在药店或商场购买。盐酸安非他酮及伐尼克兰为处方药，需要在戒烟医生的指导下使用。这些药物与戒烟医生提供的行为干预方案结合使用效果更佳。

戒烟需要提前做好充分准备，明确戒烟原因，强化戒烟意愿；扔掉所有烟草制品和吸烟相关的用具；告知家人、朋友和同事自己正准备戒烟；在 2 周之内确定一个戒烟日期；避免他人在自己面前吸烟等。

戒烟热线、戒烟门诊等专业戒烟帮助可大幅提高戒烟成功率。全国戒烟热线包括全国专业戒烟热线 400 808 5531、中国戒烟热线专线 400 888 5531。

11. 常见戒断症状的应对方法有哪些

长期持续地吸烟，会使吸烟者的大脑神经系统对尼古丁产生依赖性，导致吸烟者戒烟时出现戒断反应，主要包括精神心理反应和躯体反应。精神心理反应常见有烦躁、易怒、焦虑、心慌、注意力无法集中等情况，躯体反应常见有关节疼痛、肠胃不适、恶心、呕吐、食欲不振、腹泻、腹痛等情况。吸烟时间越长、吸烟量越大的人越容易出现烟草戒断症状，导致无法坚持戒烟或者很容易出现复吸的情况。

烟草戒断症状在戒烟最初 14 天内表现最为强烈，之后逐渐减轻消失，大概持续时间为 1 个月。

虽然戒烟会导致一系列戒断症状，让人难以忍受，但这些不适都是暂时的，戒烟获得的健康益处是长期的。

那我们该如何克服烟草戒断症状呢？你不妨试一试以下方法。

出现吸烟渴望时，你可以——深呼吸；喝水；做其他事情，例如打游戏、散步、锻炼等。

出现紧张、焦虑时，你可以——锻炼身体，听听音乐，写日记或发朋友圈，告诉别人你的戒烟体验。

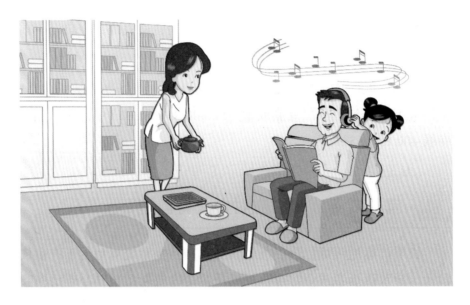

出现失眠时，你可以——睡前适量运动，泡热水澡，喝杯热牛奶；早睡早起；不喝咖啡和茶。

出现体重增加时，你可以——饮食均衡规律，减少热量摄入；多吃蔬菜、水果；增加运动。

在医生指导下合理使用戒烟药物，可以让你在戒烟过程中减少戒断症状。

12. 这些吸烟误区你了解吗

误区一：女性吸烟很时尚、很酷

现在越来越多的年轻女性加入了吸烟者的行列，主要有三方面心理因素：一是寻求"男女平等"，认为男性能做的事情，女性也可以做；二是树立前卫形象，认为吸烟很个性、很时尚；三是缓解工作压力，释放紧张情绪。

国内外烟草业一直围绕这三个方面向女性消费者开展营销活动，常常将女性抽烟定位为"时尚的""新潮的""有个性的""交际需要的""有女人味的"，对年轻女性的吸引力非常大，促销效果显著。

吸烟几乎损害人体全部重要器官，这些损害男女是相同的。女性吸烟还会引起乳腺癌、子宫癌，导致皮肤干涩、粗糙、皱纹增多、皮肤弹性降低等皮肤损害，怀孕的时候还有可能会引起流产、早产、胎儿死亡。烟草中的尼古丁等有害物质会导致内分泌失调，出现月经紊乱、闭经、生育能力下降、更年期提前到来。相比之下，烟草对女性的伤害更为严重。当健康不在了，何谈前卫和时尚呢？千万不要被烟草广告所迷惑，远离烟草，青春又健康。

误区二：吸烟有助于才思泉涌

很多吸烟者认为吸烟有助于保持大脑清醒和心情愉悦，激发创造力，甚至有的人还认为吸烟可以带来写作灵感，让人才思泉涌，所以，很多从事文案和研究工作的人更喜欢吸烟，并容易对烟草产生依赖。

其实，这是吸烟者对尼古丁产生依赖的一种常见表现，在不吸烟时会很难集中精力、烦躁、焦虑，必须依赖吸烟才能集中精力思考问题，本来是吸烟造成的恶果，却被人们当成了吸烟的好处。事实上，当你专注于写作、思考问题时，吸烟并不能帮助你，只会适得其反，因为烟一旦熄灭，烟草戒断症状就会迅速出现，逼你不得不分心，再点上一支烟。另外，吸烟还会使血液携氧能力下降，导致大脑供氧不足，吸烟可以降低脑血流量，从而进一步影响吸烟者集中注意力去思考问题。如果你担心戒烟会影响集中注意力，那么

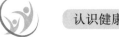

影响你注意力的其实是担心本身。问题的根源在于心态，而不是生理层面的戒断症状。

误区三：吸焦油含量低的卷烟更安全

烟草公司为了应对公众对烟草的健康恐慌，提出了"降焦减害"的口号，宣称"低焦油＝低危害"，对吸烟者产生了很大的诱惑力。事实果真如此吗？答案和你想的并不一样。事实证明，低焦油烟不但没有降低烟草危害，反而增加了健康风险。

我们在烟盒包装上看到的焦油量是通过机器测试得到的，这与实际吸入的焦油量并不一致。美国某公司在1977年的研究报告中就承认，吸烟者实际摄入的焦油量比机器测得的焦油量要高出3倍。焦油量降低不表明其他致癌物也降低，焦油量下降时，焦油中的某些强致癌物并未减少，如亚硝胺类、稠环芳烃。

另外，低焦油卷烟会产生补偿吸烟现象。焦油降低后，吸烟者为了维持血液中尼古丁的浓度，会采取"补偿行为"，吸得更深、吸的量会更多。随着吸烟次数和数量的增加，吸入烟草中的其他有害物质也会增加。很多人错误地认为价格高的、焦油含量低的卷烟会更安全，事实上根本不存在安全的卷烟，所有的烟都会毒害你的身体，进入体内的烟雾都会导致心脏病、多种癌症等，如果你想避免这些危害，最好的办法就是戒烟。

误区四：饭后一支烟，赛过活神仙

研究表明，饭后立即吸烟对人体健康危害很大。进食后，胃肠消化系统立即进入忙碌的工作状态，对食物进行消化和吸收。这时胃肠蠕动频繁，血液循环加快，会释放热量加快组织细胞的生物呼

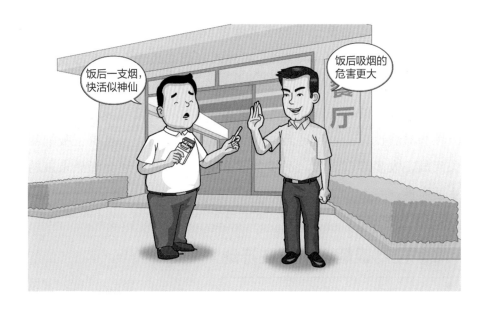

吸。如果在这时候吸烟，以尼古丁为代表的烟草烟雾中有害物质会被肺部和全身组织大量吸收，给人体机能和组织带来比平时吸烟更大的伤害。饭后吸烟会促进胆汁分泌，易诱发胆汁性胃炎；还会使胰蛋白酶的分泌受抑制，妨碍食物消化，引起胃肠道疾病。可见，饭后吸烟对健康的损害呈叠加作用，危害更大。

误区五：被"幸存者"误导

我们经常会听到吸烟者说，张大爷、李大爷、王大爷吸了一辈子烟，现在都快 90 岁了，身体还硬朗着呢！吸烟的危害没有宣传得那么邪乎，不用太在意。其实，说这种话的吸烟者，并不是不知道吸烟的危害，更多的是不愿意正视吸烟的危害，出于本能的心理自我防御，拿出极端个例作"挡箭牌"，把特殊当作一般，寻求心理上的自我慰藉，是自己给自己吃"宽心丸"，无异于掩耳盗铃。

科学证据表明，每 2 位吸烟者中就有 1 位死于吸烟相关疾病，吸烟者的平均寿命要比不吸烟者缩短 10 年。你看到的吸了一辈子烟也没事的人只是"幸存者"，那些因吸烟缩短寿命的人却成为了沉默的数据。不要将看不到就当作没发生，低估吸烟对健康的危害。吸烟导致的疾病需要几年甚至几十年后才会慢慢显现，具有隐匿性和滞后性，让人容易低估烟草的危害。然而，一旦得了吸烟相关疾病，大多难以治愈，不仅会导致吸烟者早死，还会降低未来的生活质量。

13. 控制吸烟，中国在行动

党和政府高度重视人民健康，相继出台了一系列涉及控烟履约的法律法规，把控烟作为健康中国建设的重要内容。

2003 年 11 月，我国签署了《烟草控制框架公约》，承诺优先考虑保护公众健康的权利，制定、实施、定期更新和审查国家多部门综合烟草控制战略、规划和计划，保护当代和后代免受烟草消费和接触烟草烟雾对健康、社会、环境和经济造成的破坏性影响。

2006 年 1 月 9 日，《烟草控制框架公约》在我国正式生效。

2008 年 3 月 10 日，卫生部、全国爱卫办联合印发《无烟医疗卫生机构标准（试行）》，首次提出无烟医疗卫生机构创建标准，从加强控烟领导、张贴禁烟标识、帮助吸烟职工戒烟、在相应科室设戒烟医生和戒烟咨询电话等 10 个方面，提出具体建设要求。

2009 年 5 月 20 日，卫生部、国家中医药管理局、总后勤部卫生部和武警部队卫生部四部门联合印发了《关于 2011 年起全国医疗卫生系统全面禁烟的决定》，要求军地所有卫生行政部门和至少

50% 的医疗卫生机构到 2010 年应建成无烟单位，确保 2011 年实现全国医疗卫生系统全面禁烟目标。

2013 年 12 月 29 日，中共中央办公厅、国务院办公厅印发《关于领导干部带头在公共场所禁烟有关事项的通知》，提出各级领导干部不得在禁止吸烟的公共场所吸烟、各级党政机关公务活动中严禁吸烟、要把各级党政机关建成无烟机关等五项要求。

2014 年 1 月 26 日，国家卫生计生委办公厅下发《关于进一步加强控烟履约工作的通知》，进一步推动《烟草控制框架公约》和《关于领导干部带头在公共场所禁烟有关事项的通知》的落实。

2016 年 10 月，中共中央、国务院发布《"健康中国 2030"规划纲要》，明确提出"全面推进控烟履约，加大控烟力度，运用价格、税收、法律等手段提高控烟成效。深入开展控烟宣传教育。积极推进无烟环境建设，强化公共场所控烟监督执法。推进公共场所禁烟工作，逐步实现室内公共场所全面禁烟。领导干部要带头在公共场所禁烟，把党政机关建成无烟机关。强化戒烟服务。到 2030 年，15 岁以上人群吸烟率降低到 20%。"

2019 年 7 月，健康中国行动推进委员会发布《健康中国行动（2019—2030 年）》，其中包含 15 项重大行动，第 4 项行动就是"控烟行动"，要求在个人和家庭层面、社会层面、政府层面共同采取行之有效的控烟措施。到 2022 年和 2030 年，15 岁以上人群吸烟率分别低于 24.5% 和 20%；全面无烟法规保护的人口比例分别达到 30% 以上和 80% 以上。

2019 年 10 月，国家卫生健康委等 8 个部门联合印发了《关于进一步加强青少年控烟工作的通知》，对"抓牢抓实青少年控烟工

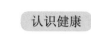

作"提出 6 项要求，从 5 个方面建立完善青少年控烟长效机制。同月，国家烟草专卖局、国家市场监督管理总局联合发布《关于进一步保护未成年人免受电子烟侵害的通告》，明确要求各类市场主体一律不得向未成年人销售电子烟。任何组织和个人对向未成年人销售电子烟的行为应予以劝阻、制止。

2020 年 6 月 1 日，《中华人民共和国基本医疗卫生与健康促进法》正式实施，明确提出"国家采取措施，减少吸烟对公民健康的危害。公共场所控制吸烟，强化监督执法。烟草制品包装应当印制带有说明吸烟危害的警示。禁止向未成年人出售烟酒。"

2020 年 7 月 23 日，国家卫生健康委、国家中医药局联合下发了《关于进一步加强无烟医疗卫生机构建设工作的通知》；同时下发《无烟医疗卫生机构建设指南》，对无烟医疗卫生机构建设提出了新要求。

研究显示，从 2000 年到 2020 年，我国 15 岁以上人群吸烟率由 30% 下降到 25.8%，呈下降趋势，但仍处于较高水平。二十年仅下降了 4.2 个百分点，平均每年下降 0.21 个百分点。中国作为《烟草控制框架公约》的协约国，控烟履约任重道远。我们相信，随着健康中国战略的全面推进和公众对吸烟危害的认识不断加深，烟草控制目标一定会实现。

第五章

饮酒与健康

1. 酒是如何起源与发展的

我国是世界上最早的酿酒国家之一，具有悠久灿烂的酿酒文化。同柴米油盐相比，酒虽然不是人们生活的绝对必需品，但从产生的那天起，它便开始浸润整个社会，与人们的生活结下了不解之缘。

根据考古资料及历史学家的研究，酒的起源与发展大致可以分为四个阶段。

第一个阶段是自然界天然成酒，时间大约在 5 000 万年前，远远早于人类出现的时间。酒的主要成分是酒精，只要具备一定的条件，在自然环境下某些物质就可以转化成酒精而无须假借人类之手。比如原始野生的葡萄成熟后葡萄皮破裂，流出葡萄汁，果汁中的糖分在天然酵母的作用下就会转化成酒精。酵母是一种微生物，常常就附着在葡萄皮上。我们可以称这样的酒为"天然酒"。

第二个阶段是人类发现并开始饮酒，时间大约在 50 万年前的

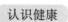

旧石器时代早期。我们的祖先在采集和狩猎过程中偶然遇到"天然酒"，很快就迷上了这上天赐予的琼浆玉液。当然他们并不知道"天然酒"产生的科学原理，认为这是天神或祖先赐予的礼物；加上"天然酒"很难找到且数量稀少，因此极为珍贵，通常被用来祭祀天神和祖先。

第三个阶段是人类初步学会了酿酒，时间大约在 4 万~5 万年前的旧石器时代晚期到新石器时代早期。酿酒必须具备两个基本条件，一是酿酒的原料，二是酿酒的容器。我们的祖先通过观察"天然酒"很自然地就会发现酿酒原料，而可以用来酿酒的容器，如陶罐等，直到旧石器时代晚期才开始大规模制造及使用。

第四个阶段是人类开始大规模酿酒，时间大约在 4 000~7 000年前的新石器时代到青铜器时代，很多考古发现已经确切地证明了这一点。如山东莒县大汶口墓葬中发现了大量的酿酒和饮酒器皿，距今有 4 900~4 100 年。三星堆遗址中也发现了大量的陶器和青铜器酒具，距今有 4 800~2 800 年。

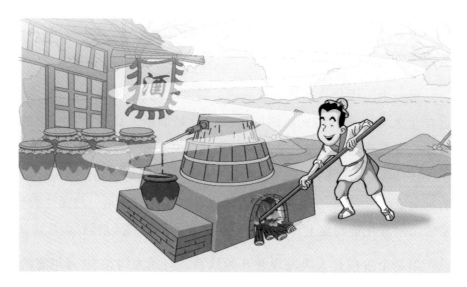

2. 酒是如何分类的

酒是粮食或水果等含淀粉或糖的物质发酵制成含乙醇的饮料。乙醇在酒液中的含量通常用容量百分率％（V/V）表示，称为酒精度（简称酒度）。规定在酒温度为20℃时，每100毫升酒液中含有1毫升乙醇即1%（V/V）为酒度1度。

酒是一个多组分的动态平衡体系，其主要成分是水和乙醇，此外还含有醇类、酸类、酯类、醛类、酚类、有机酸、羰基化合物、杂环化合物、维生素等物质。这些不同的组分构成了酒的不同体系和风味。

不同的原料、工艺所生产的酒的成分、成分间的量和酒的风味各有不同。在我国，酒主要分为白酒、黄酒、葡萄酒和啤酒四大类。

● 白酒主要以高粱、大米、小麦、糯米、玉米、大麦、青稞等为原料，经蒸煮、糖化、发酵、蒸馏、陈酿和勾兑酿制而成的各类酒，特点是酒液清澈透明，质地纯净，芳香浓郁，刺激性强。酒度在20度以上，高度酒可达67度。

● 黄酒主要以稻米、黍米、黑米、玉米、小麦等为原料，经过蒸料，拌以麦曲、米曲或酒药，进行糖化和发酵酿制而成，特点是色泽橙黄，有独特的浓郁香气，口味醇和，酒度一般在15度左右。

● 葡萄酒是用葡萄汁发酵制成的酒。葡萄酒的品种非常多，按色泽可以分为白葡萄酒、红葡萄酒、桃红葡萄酒。按含糖量可以分

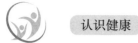

为干、半干、半甜、甜葡萄酒。

● 啤酒是 20 世纪初由外国传入我国，"啤"是由英语 beer 的发音翻译而来。啤酒是以大麦芽为主要原料，加酒花，经酵母发酵酿制而成。酒度在 2.5%~7.5%。

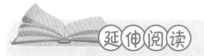

啤酒的度数和白酒的度数，含义相同吗

啤酒的度数和白酒的度数所代表的含义是不同的：白酒的度数是指其酒精含量，而啤酒的度数指的是啤酒生产原料麦芽汁的浓度。啤酒所含的酒精是由麦芽糖转化而来的，以 12 度的啤酒来说，即该啤酒是用含糖量为 12 度的麦芽汁酿造而成。

具体来讲，14~20 度为高浓度啤酒，酒精含量接近 5%；10~12 度为中浓度啤酒，酒精含量在 3.5% 左右；6~8 度为低浓度啤酒，酒精含量也较低，一般是 2%。

3. 酒有医学作用吗

"酒为百药之长"是古人对酒在医学上的应用价值的高度评价，是祖国医学的卓越发明。据古籍记载，酒"通血脉，散湿气""行药势，杀百邪恶毒气""除风下气""开胃下食"和"止膝疼痛"。用酒入药能促使药效的发挥，可制成药酒。

（1）酒性温而味辛

温能祛寒，辛能发散疏导，所以酒能温阳祛寒，疏通经脉，行气散结，疏肝解郁。但要注意的是，不能光喝酒来祛寒，一定要在足够的食物提供热量的基础上才能借酒祛寒。其行气通经络的作用有助于治疗风湿痹痛，也能使其他药物更好地发挥疗效。

（2）酒是良好的有机溶剂

有些药物不能溶于水而只能溶于酒精，就要通过酒的溶解，提取出有效成分才能发挥作用。所以中药有很多药酒，具有滋补强壮、祛风湿、缓解跌打损伤等作用。

（3）酒有一定的杀菌消毒作用

如碰到某些急性创伤，暂时找不到 75% 的医用酒精进行消毒，

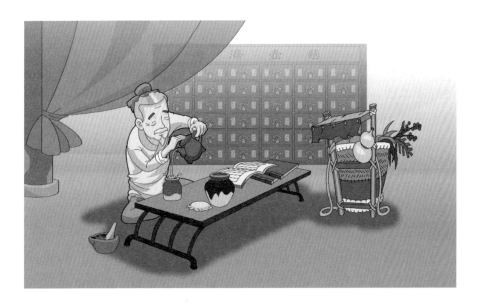

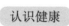

可以用 50 度以上的白酒代替医用酒精进行消毒。

4. 饮酒的危害有哪些

　　酒的主要成分是乙醇和水，几乎不含有营养成分。经常过量饮酒，会使人食欲下降，食物摄入量减少，从而导致多种营养素缺乏、急/慢性酒精中毒、酒精性脂肪肝等，严重时还会造成酒精性肝硬化。过量饮酒还会增加患高血压、脑卒中等疾病的风险，并可导致交通事故及暴力事件的增加，危害个人健康和社会安全。

　　世界卫生组织明确指出，任何饮酒都无益健康，并把酒精列为一级致癌物。2022 年 5 月，世界卫生组织发布《通过规范酒精跨境营销、广告和促销活动减少酒精的危害》，详细报告了饮酒的危害及导致死亡情况。据报告，在全球范围内，每年有 300 万人（每 10 秒就有 1 人）死于有害使用酒精，约占总死亡人数的 5%。这些与酒精有关的死亡中很大一部分是年轻人，在 20~39 岁人群中，13.5% 的死亡与酒精有关。

　　儿童青少年、孕妇、乳母、慢性病患者不应饮酒。健康成年人最好不饮酒，如饮酒，应少饮酒，不酗酒。成年人一天饮酒的酒精量不超过 15 克。

（1）神经麻醉作用

　　乙醇是酒的主要成分，对神经有麻醉作用，达到一定量可安神镇静。但过量饮酒时，会使人丧失判断力、记忆力和控制力，甚至导致视力障碍，因此酗酒常常引发暴力事件、激情犯罪、交通安全事件等，害人害己。

（2）消化道的损害

酒对食管和胃黏膜有刺激性，长期不良的刺激可引起胃黏膜充血、发炎、溃疡，甚至穿孔。酒精吸收后，要经肝脏进行分解代谢，嗜酒的结果可能会损害肝功能。如果在患有肝病的情况下还大量喝酒，就容易造成肝硬化，甚至肝衰竭。长期喝酒会增加胃癌、肝癌、肠癌、食管癌等多种癌症的发生率。

（3）心脑血管系统的损害

长期大量饮酒可引起心脏肥大，心功能减退，即导致酒精性心肌病。大量饮酒也会引起心律失常。高血压患者过量饮酒易引起脑卒中，甚至死亡。心脏病患者过量饮酒可导致心源性猝死。过量饮酒还可导致脑萎缩、痴呆，智力、记忆力、逻辑思维能力减退。

（4）生殖系统的损害

过量饮酒可引起男性性功能减退、勃起功能障碍（俗称阳痿）、精子畸形，从而导致受孕率低，或受孕后生低能儿的可能性增加。女性过量饮酒可损害卵巢功能，影响胎儿大脑发育，易导致流产。

5. 你了解饮酒的禁忌吗

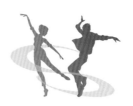

（1）忌空腹

空腹喝酒将会使胃黏膜在没有食物保护的情况下加快酒精吸收，肝脏来不及解毒，血中酒精浓度高而导致醉酒。因此应吃点东西垫底后喝酒,利用食物中脂肪等不易消化特性保护胃部,以防止酒精快速渗透胃壁。

(2)忌生病时饮酒

有许多疾病在喝酒时病情加重,特别是各种炎症性疾病,如肺炎、支气管炎、胃炎、肝炎、心肌炎等更要禁酒,否则病情会加重甚至危及生命。其他如感冒、甘油三酯增高、糖尿病、高血压等慢性病患者也应忌酒。

(3)儿童青少年、孕妇乳母、准备生育的夫妻不应饮酒

儿童青少年正处于生长发育阶段,机体尚未发育成熟,对酒精的解毒能力较弱,容易酒精中毒甚至死亡。妊娠期的女性饮酒不但对自己有影响,而且酒精可通过胎盘对胎儿发育造成危害,引起流产或胎儿发育问题。哺乳期的女性饮酒,同样除了对自身健康有害外,酒精还会通过乳汁危害婴幼儿健康。对备孕夫妻而言,酒精可影响精子、卵子和胚胎的发育。因此儿童青少年、孕妇乳母、准备生育的夫妻不应饮酒。

(4)忌同时服用药物、咖啡和吸烟

镇痛类药对胃有刺激,加上酒的伤害可引起胃痛发作,甚至溃疡穿孔;饮酒后服用镇静催眠药或抗过敏类药可能使药物的副作用明显增加。同饮咖啡可能使大脑兴奋性增加后转入极度抑制。喝酒时吸烟可增加烟草中有毒、有害物质的吸收。

（5）酒后忌以茶解酒

酒精进入人体后，20% 被胃吸收，其余 80% 被十二指肠和空肠吸收，经血液输送到肝脏。酒精在肝脏中经过乙醇脱氢酶转化成乙醛，再被乙醛脱氢酶转化成乙酸，乙酸氧化分解生成二氧化碳和水，并排出体外，从而起到解酒作用。如果酒后立即饮茶，喝进去的水量过多，会使酒精分解过程中的乙醛通过肾脏迅速排出体外，而使肾脏受到损伤，降低肾脏功能；酒醉后喝茶，茶碱可使血管收缩，引起血压上升反而会加剧头疼，因此酒后饮茶不是好习惯。

（6）从事驾驶、高空作业等特殊职业者忌饮酒

从事驾驶、高空作业前不能饮酒。按照我国法律规定，酒后驾驶是违法行为，严禁酒后驾车。饮酒后易出现嗜睡、眩晕、反应迟钝、注意力分散等症状，严重影响工作，危害人身安全。

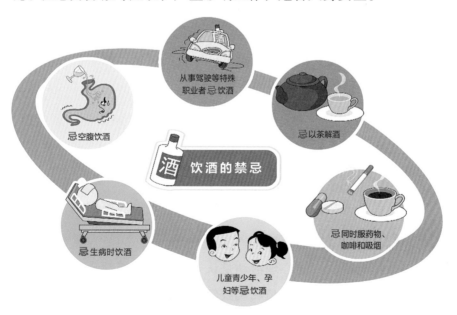

第六章

心理健康与自我调适

1. 什么是心理

在觉醒状态下，我们每时每刻都在进行着心理活动。那么，什么是心理呢？心理是非常复杂的一个概念，如果给心理下一个简单定义的话，心理就是大脑对客观现实的主观反映，包括认知活动、情绪活动和意志活动。

认知活动主要是指我们的感觉、知觉、记忆、想象、分析与综合、抽象与概括、推理推断等心理活动。

情绪活动是指一个人的愿望、需求得到满足或未得到满足时，所引起的主观感受和生理反应。如高兴时我们可能会眉开眼笑，恐惧时我们可能会紧张、颤抖、嘴唇发白等。

意志活动是指有目的、有计划地采取行动，克服困难，实现预期目标的一系列心理过程。

多数情况下，人的心理活动是认知活动、情绪活动和意志活动的综合反映。随着人的成长和实践经验的积累，在不知不觉中，心

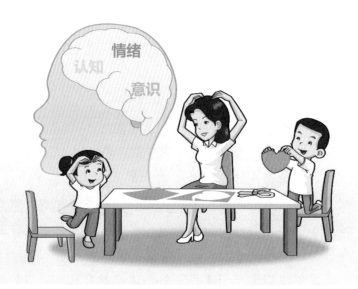

理活动的某些特点就恒定地贯注在这个人的心理世界，并表现在行为上，成为这个人特有的心理特征。

延伸阅读

人一生的心理发育过程

人从呱呱坠地开始，心理活动就产生了。

在婴幼儿期，成长的主题是安全感。看护者悉心照料，及时给予孩子满足，会使孩子产生足够的安全感。孩子探索世界，在自我意识萌发的时候，也会尝试掌控自己的身体和外界事物。

在学龄期以后，成长的主题是学习。孩子通过与同伴互动、学校教育慢慢学会人际交往技能，学会遵守集体的秩序和规则，道德感增加，慢慢出现了集体意识。

青春期阶段，成长的主题是自我。孩子自我意识增强，向往却又尚未形成清晰的自我，对爱情、友情的兴趣和需求有时候甚至高于亲情。

成年以后，成长的主题是持续进步。从原生家庭走向社会，也可能会有自己的核心家庭，在社会和家庭中承担责任，不断追逐梦想，这个时候心理不断成熟。

成年早期（18~24岁）需要解决亲密和孤独之间的矛盾，发展对他人做出充满情感、道德和性承诺的能力。做出这种承诺要求个体克制一些个人偏好，承担一些责任，放弃些许隐私和独立。如果遭遇失败，可能出现孤独感。

成年中期（25~64岁）的个体把对自己和伴侣的承诺，扩展为对整个家庭、工作、社会和后代的承诺。一旦发展不顺利，可能会沉湎于以自我为中心，质疑以前的决定和目标，不顾安危追求自由和无拘无束。

中老年阶段（65岁以后）需要面对失去和思考最后归宿的问题。失去外显的权力、地位、威严，以及以前熟悉的价值感，内心慢慢变得宁静。随着年龄增长，健康状况的恶化，常常会想到死亡，慢慢接受即将离去的现实，开始思考、安排生命最后的旅程。

2. 什么是心理健康

1946年，第三届国际心理卫生大会正式提出心理健康的概念，并提出了心理健康的四个标志：①身体、智力、情绪十分协调；②适应环境，人际交往中能彼此谦让；③有主观幸福感；④在工作和职业中，能充分发挥自己的能力，过着有效率的生活。

之后，随着研究的不断深入，心理健康的概念和内涵也在不断完善。目前，国内外学者普遍认为，心理健康是指一种良好的心理状态，能够恰当地认识和评价自己和周围的人和事，有和谐的人际关系（包括家庭成员、朋友、同事等），情绪稳定，行为有目的性，不放纵，能够应对生活中的压力，能够正常学习、工作和生活，对家庭和社会有所贡献。

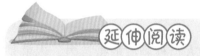

心理健康的十大标准

美国心理学家马斯洛和密特尔曼提出心理健康的十条标准，被公认为是心理健康的"最经典的标准"。看一看，你符合几条？

✓ 是否有充分的安全感。

✓ 是否对自己有较充分的了解，并能恰当地评价自己的能力。

✓ 自己的生活和理想是否切合实际。

✓ 能否与周围环境保持良好的接触。

✓ 能否保持自身人格的完整与和谐。

✓ 是否具备从经验中学习的能力。

✓ 能否保持适当和良好的人际关系。

✓ 能否适度地表达与控制自己的情绪。

✓ 能否在集体允许的前提下，有限度地发挥自己的个性。

✓ 能否在社会规范的范围内，适度地满足个人的基本需求。

3. 如何评估心理健康

心理构成要素和表现形式多样，可以从不同角度对心理健康状况进行评估。常见的心理健康评估指标包括心理活动强度、耐受力、节律性、意识水平、暗示性、心理康复能力、心理自控力、自信心、社会交往与环境适应能力等。

（1）心理活动强度

心理活动强度是指对于突然的强大精神刺激的抵抗力，也就是我们常说的抗打击能力。不同的人对于同一类精神刺激有着不同程度的反应，表明不同的人抗打击能力是不同的。一般来讲，心理越强大的人，抗打击能力越强，心理承受能力越大。心理活动强度的

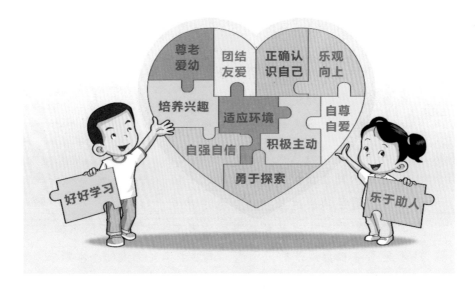

大小是维护心理健康的一个基础性指标。

（2）耐受力

心理活动耐受力是指一个人长期经受精神刺激的能力，也可以称之为心理韧性。长期的精神刺激可能导致个体出现心理异常，性格改变，精神不振，甚至出现严重躯体疾病。心理活动耐受力的强弱也是维护心理健康的一个基础性指标。

（3）节律性

人的心理活动在形式和效率上都有自己的内在节律性。例如，人的注意力水平就有一种自然的起伏。注意力集中在某件事情上一段时间之后就会产生疲劳，导致注意力涣散，需要休息一下。这是正常的周期节律。

不只是注意状态，人的所有心理过程都有节律性。例如白天思维清晰，注意力集中，适于工作；晚上进入睡眠状态，养精蓄锐，为第二天工作做好准备。白天工作、活动，晚上睡眠就是人的生物节律，如果一个人晚上睡不着觉，白天没精神、没力气，那表明他的心理活动的固有节律已处于紊乱状态，时间久了，就会带来健康问题。因此，心理活动是否有节律性是评价心理健康的一个重要指标。

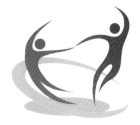

（4）意识水平

意识水平的高低往往以注意力水平为客观指标。如果一个人

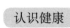

不能专注于某项工作，不能专注于思考问题，思想经常开小差或者因注意力分散而出现工作上的差错，就有可能存在心理健康方面的问题。

（5）暗示性

每个人的心理活动，都会受到外部环境的影响，这就是心理活动的暗示性。易受暗示性的人，情绪和思维很容易随环境变化，表现出明显的波动性；心理更健康的人情绪和思维都较为稳定，不易受周围环境影响而波动。

每个人都有社会属性，与生俱来具有从众心理，希望得到他人的认可和接纳，容易出现行为模仿效应，这也是心理暗示性的表现。例如，歌德的小说《少年维特之烦恼》出版后不久，欧洲的男青年开始模仿小说中的主人公维特，穿黄色裤子、蓝色夹克。但是需要警惕心理暗示性的消极影响。例如，这本小说里还讲述了少年维特在被一个自己心爱的女人拒绝后就开枪自杀了，这一绝望的行为被很多年轻人纷纷效仿，进行模仿性自杀。两个世纪后，戴维·菲利普证实了这种模仿性自杀，并称为"维特效应"。再比如，1962 年 8 月玛丽莲·梦露自杀后，美国 8 月份的自杀事件比往年同期多了 200 多起。

（6）心理康复能力

由于每个人的认知能力、生活经历不同，从一次打击中恢复过来所需要的时间也会有所不同，恢复程度也会有所差别。这种从创伤刺激中恢复到正常水平的能力，被称为心理康复能力，这也是一种自我修复能力。

心理康复水平高的人恢复得快，而且不留痕迹。每当再次回忆起创伤时，他们表现得较为平静。相反，心理康复能力弱的人，在遭受精神创伤后，情绪会出现极大波动，行为暂时改变，甚至会出现某些躯体症状，严重者还会导致精神类疾病。

（7）心理自控力

人的心情好坏、情绪平静还是激烈、想法是积极还是消极都是在人的自觉控制下实现的。一个身心健康的人，他的心理活动是自如的、放松的，情绪的表达是恰当的，语言通畅，举止得体，不过分拘谨，也不过分随便。相反，心理状态不好的人，常常不能控制自己的情绪与言行，甚至做出反常的举动。因此，当我们观察一个人的心理健康水平时，可以从他是否能控制自己的情绪、语言、想法等方面来进行判断。

（8）自信心

当一个人面对某种生活事件或工作任务时，首先是估计自己的应对能力。在进行自我评估时，经常有两种倾向，一种是对自身能力估计过高，一种是估计过低。前者属于盲目自信，后者是盲目不自信。这两种情况都属于自信心的偏差，所导致的后果都是不好的。盲目自信可能由于过高的自我评估，而在实际生活或工作中往往会掉以轻心而导致失败；盲目不自信可能由于过低估计自己而畏首畏尾，心情紧张，自己的能力不能发挥出来从而导致失败。两种失败都可能让人失落抑郁。

具备恰当地评价自己的能力以及切合自己能力的自信心，是心理健康的一个标准。自信心的本质就是正确自我认知的能力，这种

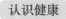

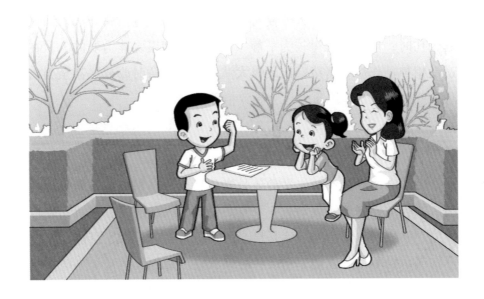

能力可以在生活实践中逐渐提高。当我们做的事情多了，经历过成功和失败，我们就能够更正确地评估自己的能力。

（9）社会交往

一个人精神活动是否能够产生和维持，其重要的支柱是充分的社会交往。如果一个人的社会交往被剥夺，就可能导致精神崩溃。美国心理学家沙赫特曾做过一个实验：5位志愿者进入一个与外界完全隔绝的小屋，屋里除了提供必要的物质生活条件外，不再提供其它任何信息。结果，其中1个人在屋里只待了2小时就出来了，3个人待了2天，最后1个人待了8天。这个待了8天的人出来后说："如果让我在里面再待1分钟，我就要疯了。"实验证明，没有人愿意与其他人隔绝，人们都害怕孤独，社会交往对人十分重要。因此，正常的社会交往和良好的人际关系是评估一个人心理健康的重要指标。

（10）环境适应能力

从某种意义上说，心理是适应环境的工具，人为了个体生存和种族延续，为了自我发展和完善，就必须适应环境。人不仅能够适应环境，还可以通过认识和实践去改造环境。

例如 2019 年底开始的新冠病毒感染疫情，就是一次非常大的环境变化。疫情的发生，深刻地改变了我们的生活方式，需要采取主动或被动的措施，使自身与环境达到新的平衡，这就叫作适应。疫情下积极锻炼身体，提升自身免疫力；科学佩戴口罩，及时正确洗手等，避免新冠病毒感染，这些都是我们对新冠病毒感染疫情作出的适应性改变。

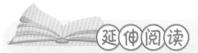

延伸阅读

心理健康评价方法（简化版）

一些临床心理工作者在实践过程中，根据前人的理论和经验，总结了一套快捷的心理健康评价方法，从本人评价、他人评价和社会功能状态三个方面进行分析。

● 本人不觉得痛苦：在一个时间段中，快乐的感觉大于痛苦的感觉。

● 他人不感觉到异常：心理活动与周围环境相协调，不出现与环境格格不入的现象。

● 社会功能良好：能胜任家庭和社会角色，能正常照顾自己和家人，完成学习和工作，能在一般社会环境中充分发挥自身的价值。

4. 心理问题如何分类

心理问题主要分为三大类：一般心理问题、严重心理问题和可疑神经症，严重程度和健康危害依次加重。

（1）一般心理问题

一般心理问题指由现实问题激发的、持续时间较短、情绪反应能在理智控制之下，不严重破坏学习、工作或生活。不良情绪反应只集中在引起心理或情绪问题的事件上，不会扩散到其他无关社会事件上。

一般心理问题必须满足以下四个条件：①由于现实生活、工作压力、处事失误等因素而产生的内心冲突，并因此而体验到不良情绪（如厌烦、后悔、懊丧、自责等）。②不良情绪不间断地持续一

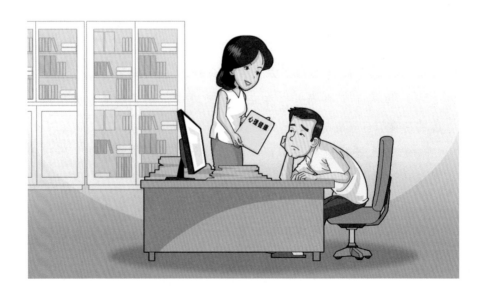

个月，或不良情绪间断地持续两个月，仍不能自行化解。③不良情绪反应一定程度上仍在理智控制下，始终能够保持行为不失常态。基本能够维持正常的生活、学习、工作、社会交往，但是效率有所下降。④不良情绪的激发因素始终仅局限于最初事件，即使是与最初事件有联系的其他事件，也不引起此类不良情绪。

（2）严重心理问题

严重心理问题指由相对强烈的现实因素激发，初始情绪反应强烈、持续时间较长、内容泛化的心理不健康状态。

严重心理问题必须满足以下四个条件：①引起严重心理问题的原因是较为强烈的、对个体威胁较大的刺激。在不同的刺激作用下，个体会体验到不同的痛苦情绪（如悔恨、冤屈、失落、愤怒、悲哀等）。②从产生痛苦情绪开始，痛苦情绪间断或不间断地持续时间在两个月以上、半年以下，也就是痛苦情绪持续2~6个月。③遭受的刺激强度越大，反应越强烈。大多数情况下，会短暂地失去理性控制，在后来的持续时间里，痛苦可逐渐减弱，但是单纯地依靠"自然发展"或"非专业性的干预"难以解脱，对生活、工作和社会交往有一定程度的影响。④痛苦情绪不但能被最初的刺激引起，而且与最初刺激相类似、相关联的刺激也可以引起此类痛苦，即情绪反应泛化了。

（3）可疑神经症

被诊断为神经症的患者一般发病时间较长，精神痛苦常常在3个月以上，工作或学习效率、人际交往效率出现严重下降，患者精神上非常痛苦，需要别人的帮助或处境的改变才能摆脱恶劣心境。

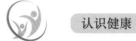
可疑神经症是一种心理不健康的状态，已接近神经症，或者它本身就是神经症的早期阶段。可疑神经症的诊断是非常专业的，如果觉得自己精神上很痛苦，很难控制自己的情绪或行为，需要及时寻求专业的心理咨询师或精神科医生的帮助。

5. 常见心理问题及表现有哪些

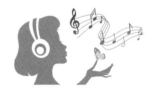

（1）疲劳感

这种疲劳感通常有相应的现实原因，例如长时间高压工作、照顾家人等，持续时间较短，不伴有明显的情绪和睡眠改变，经过良好的休息和适当的娱乐即可消除。

（2）抑郁

抑郁一般指的是抑郁情绪，即情绪低落，通常指个体遇到挫折或打击等事件出现的正常的情绪反应。但是如果这种情绪低落持续（2周或更久）、弥漫（做什么都没意思）、无解（通过努力也无法从根本上改善）、严重（对生活、身体有一定的负性影响），这种情绪问题就可能达到了抑郁症的程度。

抑郁症主要的症状是情绪低落、兴趣减退、疲乏感/活动减少的症状，还可能伴有食欲下降、睡眠障碍、性欲减退、注意力和记忆力下降、自我评价低，甚至轻生念头。

（3）焦虑

焦虑来源于对生存的需要和对未知的担心。如果原始智人没有焦虑，他们就会放松警惕，遭受野兽肆意攻击；如果现代人类没有焦虑，全部躺平，我们不会生活于如此便捷和丰富多彩的世界。然而，如果担心弥漫（做什么都惴惴不安）、无解（理性劝说自己收效甚微）、严重（对生活有了破坏性影响而非促进人的健康和发展），可能就出现了焦虑症。焦虑症是指在日常情况下，出现强烈、过度和持续的担忧、恐惧、紧张不安，还会有心率加快、呼吸加快、出汗、发抖、睡眠困难等症状，继而影响到工作、学习和日常生活。

（4）类似歇斯底里现象

出现和家人或身边人大声吵架、大喊大叫、撕毁衣物、砸毁物品、痛打小孩，甚至威胁自杀等，受到一点刺激就有情绪崩溃的表现。

（5）强迫现象

反复思考一些自己都意识到没有必要的事情，很想摆脱，但又无能为力，因而非常苦恼。

（6）恐惧心理

恐惧心理是指对某些事物或特殊情境产生比较强烈的害怕情绪。恐惧心理出现时，明明知道没必要那样恐惧，就是不能自我控制，严重时还伴有烦躁不安、焦虑、呼吸急促、头昏、恶心、呕吐，甚至休克等躯体症状。

（7）疑病现象

很多人都将轻微的不适现象看成严重疾病，反复多次检查，特

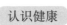

别是当亲友、邻居、同事因病逝世或意外死亡后更容易出现。但检查如排除相关疾病后能接受医生的劝告，属正常现象。

6. 如何保持心理健康

（1）保持健康生活方式

心理因素会导致一个人的身体疾病，同样，身体不健康，免疫力差，也会让一个人的心理耐受力和自控力变差。要保持心理健康，一个最基础、最核心的方法就是保持良好生活习惯，养成健康的生活方式，如适当运动，保持充足的睡眠、合理的饮食等，努力保持我们身体机能处在一个健康的水平。

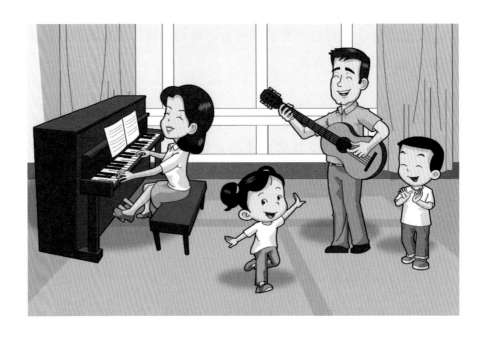

（2）接受

学会悦纳自己，接受自己的缺点和不足，接受自己的生活环境和生活条件。接受并不是承认自己的受害者角色，而是鼓起勇气去体验痛苦，并探索原因。接受是尽管生活面临挑战和痛苦，但是我们仍然能够珍惜生活，乐观生活的一种坚强心态。

（3）乐观

乐观是一种生活策略。快乐不会主动找上门来，而是我们自己要积极寻找。乐观的人更愿意主动看到生活中发生的美好。每天想想发生在自己身上的开心事，想想自己的进步，想想自己的优点，想想自己感恩的人、感恩的事情，你将发现自己会变得快乐起来。

（4）微笑

微笑能放松自己，微笑能让自己开心，微笑将面部肌肉的神经冲动传递到大脑中的情绪控制中心，使得神经中枢的化学物质发生改变，从而使心情趋于平静。

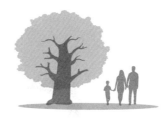

（5）包容开放

如果认为天下所有的事情只有唯一正确的答案，我们就会排斥其他观点，偏见和歧视就产生了。对待人与事物，采取包容开放的态度，不要钻牛角尖，看到生活中更多的可能性，内心就会更加强大。

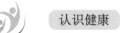

（6）做情绪的主人

许多人都懂得要做情绪的主人，但是遇到具体问题却总是知难而退，认为"控制情绪实在是太难了"，言下之意就是"我是无法控制情绪的"。还有一些人习惯于抱怨生活"没有人比我更倒霉了，生活对我这样真是太不公平了"。别小看这些自我否定的话，这是一种严重的不良暗示，它可以毁灭你的意志，让你丧失战胜自我的决心。

其实做情绪的主人并没有我们想象的那么难，只需要掌握一些正确的方法，就可以很好地管理自己的情绪了。管理情绪五步法就是一个管理情绪比较有效的方法。

第一步，看见情绪。你要能够觉察到自己是焦虑了，还是恐惧了，还是生气了。能够觉察自己的情绪非常重要。经常练习正念、冥想等，可以提升自己的情绪觉察力。

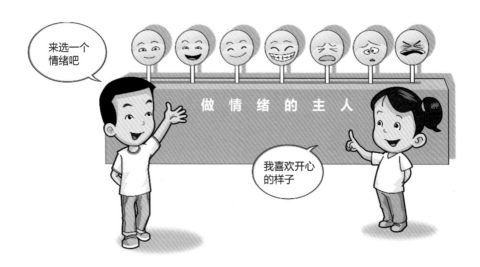

第二步，了解情绪。首先是对情绪本身有一个科学的认识，知道情绪是怎么回事，其次要反思自己的情绪来源于什么，从源头上解决问题。

第三步，接纳情绪。情绪是本能行为，任何负面的情绪都有正向的意义，不需要为自己的情绪行为内疚或者自责。当我们觉察到了自己的愤怒，可以把愤怒想象成一个小孩，去拥抱他，并且对他说："我感受到我的愤怒，但我依然深深地接受和爱我自己。"当你开始这么做了，你的内心会立即温柔下来。倘若我们不能接纳自己的情绪，往往就会被这个情绪所控制。

第四步，表达情绪。表达情绪并不是情绪化的表达，这一点非常重要。当我们生气时，要平静地说出来，让对方知道我们生气的原因，而不是自己憋在心里，对方浑然不知。如果我们学会了正确地表达情绪，就会发现我们与家人、他人的沟通会越来越顺畅。

第五步，处理情绪。先处理情绪，再处理事情，是情绪管理最重要的黄金法则。因为当我们困于情绪中时，很难做出理智的决定。尽量不要在情绪状态下去说一些话，或者做一些事情。因为到最后，你可能会发现说的话、做的事情没有任何效果，甚至起到了反作用。当我们处于愤怒的情绪下，先离开或转移一下情绪，等情绪平静下来之后，再处理事情。

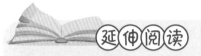

什么是情绪

情绪是人对自己和外界的一种心理反应，古人讲，人有喜、怒、忧、思、悲、恐、惊，基本涵盖了大部分情绪种类。情绪没有好坏之分。不管哪种情绪，既然存在，就有其合理性。喜悦、开心，能够让人有快乐的感受，这是追求美好生活的动力所在；愤怒、忧愁、思虑、悲伤、恐惧、紧张，能够传达出本人对某些事物的一种态度和反应，有时候是一种保护机制，能够避免伤害、提高警惕性、传递情感、激发创造力等。不管是哪种情绪，适度波动，对健康无碍；而如果持续、大幅度波动，且对人的正常生活有破坏性影响，可能就达到了一种偏离健康的程度，需要专业咨询和处理。

（7）列出自己的梦想清单

找一个安静的地方，拿出纸和笔，把自己所有想做的事情写下来，不用去考虑目前的现实情况是否可以实现，先写下来。写完之后，再按照愿望的强烈程度，从高到低排序，并在心里默默地告诉自己，这些是你这一生一定会完成的事情。然后，就去实现自己的愿望清单吧！想做就做，不想做的忘掉就好。事情未能随到随做，随做随了，都堆在心上，既不去做，又不敢忘，比多做事更加疲劳。

（8）承担责任

保持心理健康的一个重要方法是承担责任。你需要对你的行

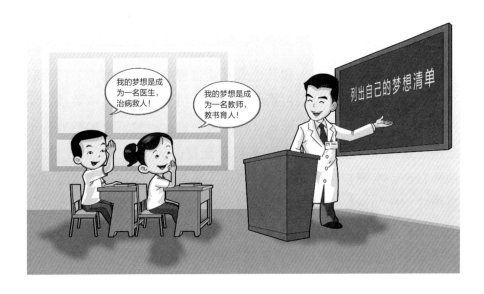

为、你的生活负起全部的责任。把错误、不幸或责任推给别人或外部环境当然是很容易做到的。别人是罪魁祸首,你所要做的就只是指指点点,反复解释别人对你的伤害有多严重。从长远来看,这绝对不是一个好的做法,对于提升你自己的心理健康和幸福度没有丝毫帮助。

面对生活中的所有困难和磨炼,我们都有自己需要承担的部分。即使面对所爱的人将来不可避免的死亡,我们也可以把关注点集中在个人责任上,寻找我们内在的力量,并面对与之相关的深深的哀痛。因此,归根结底,我们是否会一次又一次地陷入痛苦,为自己和逝去的人感到难过,取决于我们自己。有些人通过暴饮暴食、酗酒等方式来自我麻痹,有些人选择温柔且充满爱的方式来处理悲伤。例如,寻找具有象征意义的告别仪式,阅读关于死亡的经典书籍等。

（9）有稳定的人际关系网络

人际关系是指一个人和其他人互动过程中产生的情感、行为联结。人与人的关系，可以包括亲密关系、协作关系、竞争关系、雇佣关系、服务关系等多种形式。每个人一出生，就不可避免地处于各种关系之中，良好的人际关系可以让我们认识自己、滋养自己、激励自己、实现自我，同时也滋养他人。我们也听过很多危险的关系模式，比如讨好型关系、索取型关系、控制型关系等。而如何与他人保持良好的人际关系，成为保持心理健康的一个重要课题。一般来说，保持良好的人际关系需要把握好以下四个方面：①有自我。有自己做人做事的准则和底线。②有边界。不过度侵犯他人物理和心理的空间，同时也不被侵犯。③有付出。需要有形的或无形的付出。④有激励。在付出之后，自己的满足或他人的回馈都可以成为激励维护关系的要素。

在所有人际关系中，与家人的亲密关系是最重要的，这也是我们应对各种复杂关系的最强大支持网络，它为每个人提供了最大的归属感、安全感，是力量的源泉。因此，我们不能把所有的精力都放在工作上或自己感兴趣的事情上，需要经常抽出时间和家人在一起，经常开展一些娱乐活动，活跃家庭氛围，丰富家庭生活，增加亲情友爱。

除了亲人之间的亲密关系之外，也需要几个要好的朋友，和朋友经常一起谈谈心。人在失意或受到挫折的时候，最需要朋友的关爱和帮助。要相信，有了亲人和朋友这样牢固的人际关系网络，我们的心理健康水平和生活乐趣一定会超出你的想象。

（10）放松

精神压力对人身体的损害非常大，精神压力会攻击人的免疫系统，免疫力低的人非常容易生病，甚至易患危及生命的疾病，如恶性肿瘤等。重压之下，工作效率、创造力都会受到影响，重压之下的人也不容易看到希望和光明，无法享受生活中的美好和乐趣。所以让自己放松下来是非常重要的。放松并不是偷懒，而是一种积极的生活方式。下面提供一些简单可行的放松方法。

● 腹式呼吸：呼吸不只是维持生命的作用，还可以使头脑清醒，抚平纷乱的思绪。当你压力太大，心跳加快时，不妨试着放松下来，进行几次腹式呼吸，慢慢地吸气，让腹部鼓起来，慢慢地吐气，让腹部凹进去，你会感觉到你的身体和大脑吸入了更多的氧气，身心会慢慢平静和放松下来。

● 想象：研究表明，想象可以有效减压。没事的时候，让自己的大脑放松，想象自己在草地漫步，想象自己在沙滩晒太阳，想象自己在逛花园……虽然没有看见花的颜色，闻到花的气味，听到水流的潺潺声，也没有躺在沙滩上，被潮水一遍遍地冲刷双脚，但是我们可以在头脑里想象这些细节，打开我们的感官去感受，身体和心理都会放松下来。

● 按摩：按摩是保持身心健康的有效方法。全身按摩可以活动全身的皮肤、经络，穴位按摩是用手指或者砭石等点按穴位。其中印堂、风池、太阳、内关、外关、足三里、涌泉等穴位非常重要。"常按足三里，胜吃老母鸡"，强调的就是足三里对于强健身心的重要作用。

（11）保持好奇心

如果你希望生活不再单调乏味，那么就得有像孩童般的好奇心。看任何事物都带着好奇，去看看有没有新鲜的、值得探究的地方，如果你有好奇心，你就会发现生活的有趣之处。

（12）拓展兴趣

同样的退休生活，有的人因无所事事郁郁寡欢，充满了失落感；有的人则感到无事一身轻，充分利用空闲时间看书、写作、画画、跳舞、种花、学琴、练书法等，使自己的生活丰富多彩，拥有一个好心情。无论我们处于哪个年龄段，培养一个愉悦身心的兴趣爱好，都将使我们受益匪浅。

（13）遗忘

想要健康快乐生活，遗忘不可少。忘掉年龄、忘掉怨恨、忘掉悲痛、忘掉忧愁、忘掉悔恨、忘掉疾病、忘掉名利，可以让人更轻松、更自在，更有利于身心健康。

7. 如何更好地适应社会

（1）学会社会适应

社会适应是个人存在于社会关系中，能够有效处理和维系自己与社会关系的能力，这种能力可以让自己得到进一步的心理成长。学会社会适应，从学龄阶段开始。学会与同龄人互动，有分享、竞争、犯错、反省、修正……不断调整自己与他人的关系。在逐渐升级的磨砺中，人的适应能力和调整能力会得到进一步提升。

（2）扮演好社会角色

人的社会角色就像我们每个人在庞大的"社会棋盘"中的位置，有的人是"车"，有的人是"帅"，有的人是"象"……各不相同的棋子，让棋盘上能够呈现精彩纷呈的棋局。作为子女，需要长大后照料老人；作为父母，需要学习如何抚育孩子；作为配偶，我们需要在家庭中尽一份责任，与另一半共同经营这份最为亲密的人际关系；作为职场中的领导，我们需要顾全大局；作为职员，我们需要履行自己工作的义务……

如果在家里对待配偶仍然像在单位严厉的领导者，夫妻关系就可能会出问题；如果在权责分明的场合像在朋友中讲江湖义气，职场关系就可能会出大问题。在多种多样的社会角色中，我们需要明

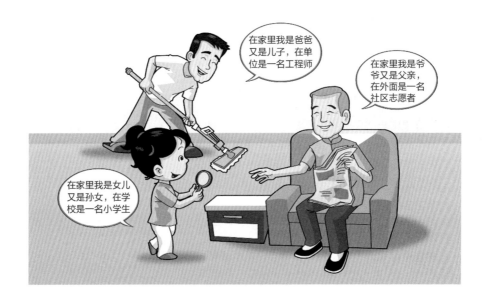

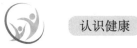

确每一种社会角色的要求，学会自如切换不同的社会角色与履行相应的责任，我们就能够适应好各种角色。

附表 1 抑郁自测量表（PHQ-9）

根据过去两周的状况来判断自己是否存在下列描述的状况及出现的频率。

序号	项目	没有	有几天	一半以上时间	几乎每天
1	做事时提不起兴趣，感觉没有意思	0	1	2	3
2	感到心情低落、沮丧或绝望	0	1	2	3
3	入睡困难、睡不安或睡得过多	0	1	2	3
4	感觉疲倦或没有活力	0	1	2	3
5	食欲不振或吃得太多	0	1	2	3
6	感觉自己很糟糕或很失败，或让自己或家人失望	0	1	2	3
7	对事物专注有困难，如看报纸或看电视时不能集中注意力	0	1	2	3
8	行动或说话速度缓慢到引起别人的注意，或刚好相反，烦躁或坐立不安的情况更胜于平常	0	1	2	3
9	有不如一死了之或用某种方式伤害自己的念头	0	1	2	3

计分规则与结果解读：

每个条目 0~3 分，总分就是将 9 个条目的分值相加，总分值范围为 0~27 分。

0~4 分：没有抑郁症。

5~9 分：可能有轻微抑郁症。

10~14 分：可能有中度抑郁症。

15~19 分：可能有中重度抑郁症。

20~27 分：可能有重度抑郁症。

建议中度及以上者，及时咨询心理医生或精神科医生。

附表 2　广泛性焦虑量表（GAD-7）

根据过去两周的状况来判断自己是否存在下列描述的状况及出现的频率。

序号	项目	完全不会	有几天	超过一周	几乎每天
1	感觉紧张、焦虑或急切	0	1	2	3
2	不能够停止或控制担忧	0	1	2	3
3	对各种各样的事情担忧过多	0	1	2	3
4	很难放松下来	0	1	2	3
5	由于不安而无法静坐	0	1	2	3
6	变得容易烦恼或急躁	0	1	2	3
7	感到似乎将有可怕的事情发生，并且害怕	0	1	2	3

计分规则与结果解读：

每个条目 0~3 分，总分就是将 7 个条目的分值相加，总分值范围为 0~21 分。

0~4 分：正常水平。

5~9 分：轻度焦虑。

10~14 分：中度焦虑。

15~21 分：重度焦虑。

建议中度及以上者，及时咨询心理医生或精神科医生。

第七章

卫生习惯与疾病预防

良好的个人卫生习惯是预防疾病、保持健康的重要措施，也彰显着个人素养和整个社会的文明进步。特别是新冠病毒感染疫情之后，公众的健康意识明显增强，文明健康行为广泛普及，"做自己健康的第一责任人"的理念深入人心，群众的积极参与对疫情防控发挥了重要作用。为了促进公众将疫情期间形成的好做法、好习惯长期坚持下去，推动形成良好社会风尚，提升全社会文明健康水平，国家倡导全民践行文明健康、绿色环保的生活方式，树立文明卫生意识，养成勤洗手、常通风、科学佩戴口罩、保持社交距离、分餐公筷等个人卫生习惯。

1. 如何保持手卫生

日常生活、工作、学习中，我们的手会接触到被病毒、细菌污染的物品，如果不能及时正确洗手，病毒、致病细菌可能会通过手触摸口、眼、鼻进入人体，导致生病。而用脏手触摸物体表面，一些细菌、病毒又可能通过接触传染给他人。洗手可以切断这一传播途径，是预防传染病最简便有效的措施之一。

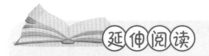

你会正确洗手吗

完整的洗手过程由六个大步骤和七个小步骤组成。

● 用流动水将双手淋湿。

● 取适量肥皂或洗手液均匀涂抹双手。

● 按照"七步洗手法"认真搓洗双手至少20秒。

第一步（内）：洗手掌，流水湿润双手，涂抹洗手液（或肥皂），掌心相对，手指并拢相互揉搓。

第二步（外）：洗背侧指缝，手心对手背沿指缝相互揉搓，双手交换进行。

第三步（夹）：洗掌侧指缝，掌心相对，双手交叉沿指缝相互揉搓。

第四步（弓）：洗指背，弯曲各手指关节，半握拳把指背放在另一手掌心旋转揉搓，双手交换进行。

第五步（大）：洗拇指，一手握另一手大拇指旋转揉搓，双手交换进行。

第六步（立）：洗指尖，弯曲各手指关节，把指尖合拢在另一手掌心旋转揉搓，双手交换进行。

第七步（腕）：洗手腕、手臂，揉搓手腕、手臂，双手交换进行。

● 用流动水将双手冲洗干净。

● 捧起一些水，冲淋水龙头后，再关闭水龙头（如果是感应式水龙头不用做此步骤）。

● 用清洁毛巾或纸巾擦干双手，也可用吹干机吹干。

一、用流动水将双手淋湿。

二、用肥皂或适量洗手液均匀涂抹双手。

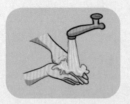

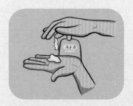

三、按照"七步洗手法"，认真搓洗双手至少20秒。

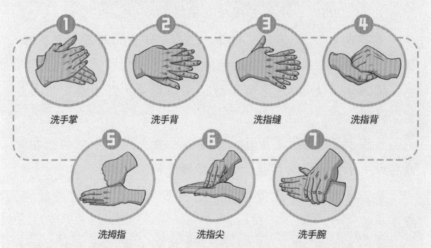

洗手掌　　洗手背　　洗指缝　　洗指背

洗拇指　　洗指尖　　洗手腕

四、用流动水将双手冲洗干净。

五、捧起一些水，冲淋水龙头后（感应式水龙头不用），再关闭水龙头。

六、擦干双手，也可用吹干机吹干。

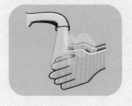

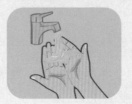

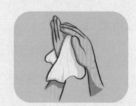

（1）哪种情况下需要及时洗手

为了避免疾病经手传播，应注意及时、正确洗手，洗手频率根据具体情况而定。以下情况应及时洗手：外出归来，戴口罩前及摘口罩后；接触过泪液、鼻涕、痰液和唾液后；咳嗽打喷嚏用手遮挡后；护理患者前后；准备食物前、用餐前；上厕所前后；接触公共设施或物品后（如扶手、门柄、电梯按钮、钱币、快递等）；抱孩子、喂孩子食物前，处理婴儿粪便后；接触动物或处理动物粪便后。

（2）外出不方便洗手时怎么办

外出不方便洗手时，可选用含 75% 酒精的手消毒剂进行手部清洁：将消毒剂涂抹双手，持续揉搓 15 秒。应足量使用，要让手心、手背、指缝、手腕等处充分湿润，两手相互摩擦足够长的时间，等消毒剂差不多蒸发之后再停止。

不建议以免洗手部消毒剂作为常规的手部清洁手段，只是在户外等没有条件用水和肥皂洗手的时候使用。

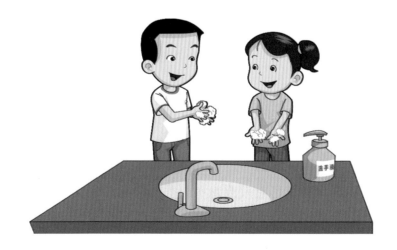

洗手的悠久历史

早在4 000年前的殷商时代甲骨文中就有关于洗手的记载。洗手在古代属于王侯贵族们的"专利"，要用沉香、麝香等名贵药材和香料来调制澡豆洗手，以此彰显他们的身份与地位。

在西方历史中，洗手最初也是贵族们的"专利"。中世纪，与欧洲国王共进晚餐的人，首先要在豪华的盥洗室洗手，洗完手后，才能进大殿就坐。之后，国王才会进来，贵族们会站起来观看国王洗手。在国王完成洗手仪式之后，客人才会重新落座。

到了十九世纪，欧洲产妇分娩后产褥热发病率较高，匈牙利医生塞梅尔魏斯·伊格纳兹·菲利普发现这主要与接生时消毒不严或护理污染有关，并提出了针对性的预防措施——洗手。

随着细菌学说的发展，英国外科医生约瑟夫·李斯特发现正确的消毒和洗手是阻断病菌传播的重要途径。后来，洗手就走进了普通百姓生活，成为具备良好个人卫生习惯和教养的表现之一。

2. 为什么要经常开窗通风

室内环境密闭，容易造成病菌滋生繁殖，增加人体感染疾病的风险。开窗通风换气可有效改善室内空气质量，减少室内致病微生物和其他污染物的含量，降低室内二氧化碳和有害气体的浓度。此

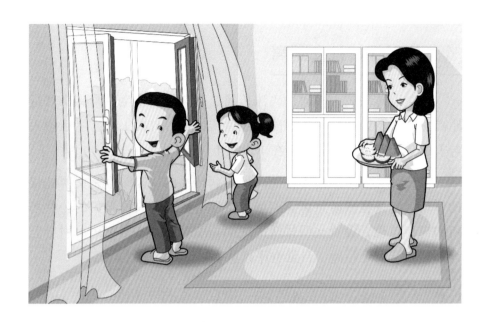

外，阳光中的紫外线还有杀菌作用。

条件允许的情况下，每天早、中、晚均应开窗通风，每次通风时间不少于 20~30 分钟。温度适宜时，可使窗户常开。寒冷季节开窗通风要注意保暖，不要对着窗口直吹，避免受凉。

3. 为什么要爱护公共环境

随地吐痰不仅破坏环境卫生，还会传播疾病，因此，不要随地吐痰，应将痰液用纸包裹，再将其扔进垃圾桶。

乱扔垃圾，不仅会影响环境整洁美观，也会造成有毒有害物质对环境的污染，还会滋生蚊蝇，招引老鼠、蟑螂，导致疾病传播，因此，不能乱扔垃圾，应将垃圾扔进垃圾桶。对于已实施垃圾分类的地区，应按要求分类投放。

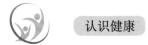

4. 如何保持社交距离

呼吸道传染病大多通过飞沫传播。飞沫传播发生在与感染者近距离接触时。因此，为了预防呼吸道传染病，日常工作、生活中人与人的社交安全距离应保持在 1 米以上。

保持社交安全距离不仅能降低疾病传播的风险，也是文明礼仪的体现。建议在旅游景区、商场、餐厅、医院等人群聚集的公共场所和窗口单位，设置文明排队的地面指引标识和宣传标语，引导公众保持社交安全距离、自觉有序排队。

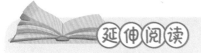

这些"一米线"，你守护了吗

● **公共场所：牢记"一米线"**

在医院、商场、超市、银行、酒店等公共场所，在地铁、车站、码头等人流集散区域，文明排队、有序通行，始终牢记保持一米以上的社交距离。

● **快乐工作：牢记"一米线"**

会议、办公座位之间间隔一米以上距离。与人交谈保持适当距离，共同守护健康。

● **文明用餐：牢记"一米线"**

单位食堂就餐严格遵守秩序，不扎堆、不攀谈，排队取餐，保持一米以上的社交距离。

● **安全生产：牢记"一米线"**

企业管理要严格遵守有关规定，工位之间保持一米以上距离，降低人员密度，确保有序、安全生产。

5. 咳嗽或打喷嚏时应如何正确处理

新冠病毒感染、肺结核、流行性感冒、流行性脑脊髓膜炎、麻疹等常见呼吸道传染病的病原体可随患者咳嗽、打喷嚏、大声说话时产生的飞沫传播给他人。咳嗽、打喷嚏时应用纸巾遮掩口鼻，使用后的纸巾扔入垃圾桶。如果来不及准备纸巾，可弯曲手肘，用手肘处的衣物遮掩口鼻，尽量避免直接用手遮掩口鼻。

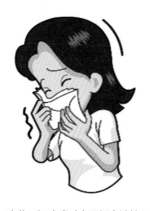

咳嗽、打喷嚏时应用纸巾遮掩口鼻

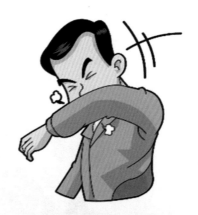

如果来不及准备纸巾，可弯曲手肘遮掩口鼻

6. 如何科学佩戴口罩

　　戴口罩可以有效阻挡空气和飞沫中的细菌、病毒，是预防呼吸道传染病的重要措施；还可有效减少与过敏原的接触从而起到预防过敏性疾病的作用。另外，戴口罩还能明显减少污染物，如雾霾、沙尘和刺激性气体，以及烟雾、尼古丁和焦油等有害物质对呼吸道的刺激作用。公众应学会科学佩戴口罩，保护自己和他人。

你会正确佩戴口罩吗

● 佩戴口罩前和摘口罩后应洗手。

● 分清口罩的正反面和上下侧，深色的一面朝外，金属条一侧在上。

● 上下拉开口罩褶皱，包裹住口鼻及下颌。

● 双手按压金属条使之紧贴鼻梁，整理口罩边缘，使其与面部紧密贴合。

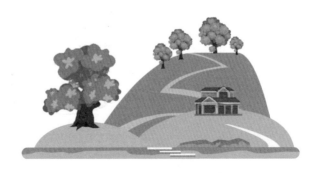

方法正确很重要，科学佩戴才有效

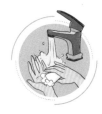 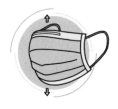 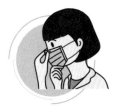

1 将手清洗干净。

2 口罩颜色深的一面向外，有鼻夹的一边向上，两只手各拉住一边耳带并挂到耳后。

3 上下拉开褶皱，包住口鼻及下颌。

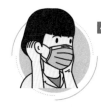 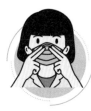

4 调整耳带，直到感觉舒适。

5 将双手食指置于金属鼻夹中部，从中间向两侧按照鼻梁形状向内按压，直至贴紧鼻梁及面部。

戴法错误易中招，风险增大快纠正

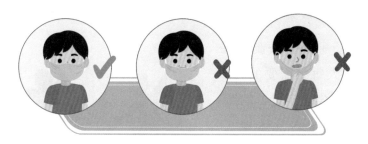

口罩弄湿或弄脏后应及时更换。废弃口罩不要随地乱扔，健康人群佩戴过的口罩按照生活垃圾分类的要求投放于"其他垃圾"桶内。疑似或已经确诊的传染病患者佩戴后的口罩应视作医疗废弃物，严格按照医疗废弃物有关流程处理。

7. 如何文明就餐

餐桌文明礼仪是社会进步的体现。要做到合理备饭，不浪费粮食；讲究饮食卫生，拒绝食用野生动物；提倡分餐制，使用公勺公筷。

分餐是指把主食和菜肴分配到不同就餐者的餐盘或碗中，用餐者使用个人餐具进食的就餐方式。公筷公勺是指将公用的筷子和勺子放在菜盘上，方便就餐者夹菜，但不可以用来进食，即"公筷夹菜，私筷进食"。

研究表明，幽门螺杆菌、甲型肝炎病毒等消化道致病微生物可通过唾液污染筷子、勺子进而污染食物，传染给其他就餐者。集体就餐时采用分餐制、使用公勺公筷，避免个人使用过的餐具污染公共食物，可以有效降低病从口入的风险，减少交叉感染。使用公勺公筷，剩余的饭菜可以放心打包或分装，减少食物浪费。

此外，采用分餐制还可以根据每人每餐需要的营养搭配食物，定份定量，均衡营养，避免浪费，体现了文明健康、简约适度的生活价值观，凸显了社会的文明进步和中华美德。

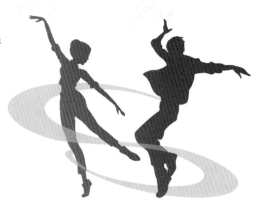

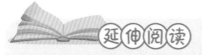

我国古代竟然也有分餐制

中国传统的分餐制，最早可追溯到商代，但此时的分餐制不仅为满足人类的饮食需求，更是一种等级制度的外在表现形式，拥有浓厚的礼制文化色彩。古人吃饭时，一般都是席地而坐，不同的官员身份，吃席的座位也不相同。官员和贵族们要根据自己的身份等级，坐到相应的位置，每人各自一套餐具，配给食物。地位等级越高的人，用的餐具等级也高，食物的数量也更多。

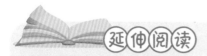

筷子蕴含中华文明

● 筷子是中国传统餐具，也是世界上常用餐具之一，是中华饮食文化的标志物品。

● 筷子的标准长度：七寸六分（约25厘米），表示人的七情六欲，用来代表人和动物的本质不同。

● 筷子的形状：一头圆、一头方，圆的象征天，方的象征地，对应天圆地方。这是古人对自然世界基本原则的理解。

● 两根一起用，为一双，含有太极和阴阳的思想，太极是一，阴阳是二。一就是二，二就是一；一中含二，合二为一。

● 手持筷子时，拇指食指在上，无名指小指在下，中指在中间，是为天地人三才之象，这是我国古代对人和自然关系的理解。

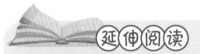

筷子使用礼节

- 夹起食物之后，不应该放回盘碟。
- 不要使用筷子和他人争抢同一食物。
- 赴宴的时候，不要提前于主人动筷子和汤勺。
- 家庭用餐时，要等在座最年长者动筷后才开始吃饭。
- 用餐时，已经举起筷子，但不知道该吃哪道菜时，不可将筷子在各碟菜中来回移动却又不夹菜。
- 用餐时不能用筷子指点他人，不能拿筷子指手画脚、敲打碗碟和桌面。
- 每次用完筷子要轻轻地放下，尽量不要发出响声。

8. 保存和食用食品的过程中要注意哪些事项

在食品加工、贮存过程中，生、熟食品要分开。切过生食品的刀不能直接切熟食品，盛放过生食品的容器不能直接盛放熟食品，避免生熟食品直接或间接接触。冰箱保存食物时，也要注意生熟分开，熟食品要加盖储存。

肉类、蛋类、水产品要煮熟煮透再吃，剩饭菜应重新彻底加热再吃。碗筷等餐具应定期煮沸消毒。生的蔬菜、水果可能沾染致病菌、寄生虫卵、有毒有害化学物质，生吃蔬菜水果要洗净。

9. 为什么不能吃病死的禽畜和野生动物

许多疾病可以通过动物传播，如鼠疫、狂犬病、人感染高致病性禽流感等。预防动物源性疾病传播，要做到：接触禽畜后要洗手；尽量不与病畜、病禽接触；不加工、不食用病死禽畜；不加工、不食用未经卫生检疫合格的禽畜肉；不吃生的或未煮熟煮透的禽畜肉、水产品。

野生动物指所有非经人工饲养而生活于自然环境下的各种动物。近年来，新发传染病不断出现，很多都与野生动物有关。这些新出现的传染病严重威胁人类健康。许多野生动物带有多种病原微生物，如果人与之接触，就有可能将病原微生物传播给人类。为了我们的健康，个人不要接触、捕猎、贩卖、购买、加工、食用野生动物。

10. 为什么要接种疫苗

疫苗是指为了预防、控制传染病的发生、流行，将病原微生物（如细菌、立克次体、病毒等）及其代谢产物，经过人工减毒、灭活或利用转基因等方法制成的用于预防传染病的生物制品。

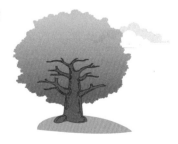

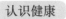

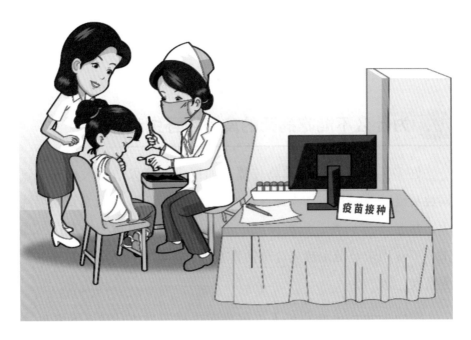

免疫接种是指用人工方法将疫苗输入到机体内。接种疫苗后，免疫系统便会产生一定的保护物质，如免疫激素、特殊抗体等，而当机体再次接触到这种病原体时，免疫系统便会依循其原有的记忆，制造更多的保护物质来阻止病原体的伤害，从而预防疾病的发生。

对于疫苗可预防疾病来说，相对于疾病所造成的致死、致残风险和经济、精神损失，接种疫苗的费用是很少的。接种疫苗是预防传染病最有效、最经济的手段。

疫苗分为两类，第一类疫苗和第二类疫苗。第一类疫苗是指政府免费向公民提供，公民应当依照政府的规定受种的疫苗；第二类疫苗是指由公民自费并且自愿受种的其他疫苗。

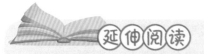

接种疫苗的注意事项

● 接种疫苗后在接种点留观 30 分钟，期间如有身体不适及时报告接种点医生。

● 接种疫苗后一段时间内勿饮酒，以防因酒精引起身体不适，从而影响疫苗效果。

● 疫苗接种 24 小时内保持注射部位（针孔附近）清洁干燥，勿沾水、勿用手抓挠。

● 接种后注意饮食，勿食用辛辣刺激以及海鲜等易引起过敏的食物。

● 预防接种后，有些人可能会出现局部或全身反应，如接种后 24 小时左右局部红肿、疼痛、周围淋巴结肿大、发热、头痛、恶心等。一般不需特殊处理，1~2 天后即可自行恢复。如症状严重或无法自行判断，应及时就医。

11. 为什么要定期体检

健康体检是指通过医学手段和方法对受检者进行身体检查，了解健康状况，及早发现影响健康的高风险因素及潜在的疾病隐患，达到预防和早期治疗的目的。健康体检体现了预防为主的健康观，是保障身体健康的有效方法。

定期进行健康体检，及早发现健康问题和疾病，以便有针对性地改变不良的行为习惯；减少健康危险因素，对检查中发现的健康问题和疾病，要抓住最佳时机，及时采取措施；重视疾病早期症状，如有不适，要及时到正规医疗卫生机构就诊，做到早发现、早诊断、早治疗。常见的体检项目包括一般状况、体格检查、实验室检查、影像学检查等。不同性别、不同年龄段、不同职业、不同健康状况的人，体检的内容也会不同，可咨询医生。有家族史、疾病史者，应定期进行有针对性的检查。

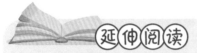

外出就医的注意事项

● 遵守"小病在社区，大病到医院"的分级就诊原则，就近选择医疗卫生机构。

● 提前网上或电话预约挂号，了解就诊流程，熟悉医院科室布局，减少在医院停留的时间。

● 乘坐公共交通工具以及就医期间全程佩戴一次性使用医用口罩或医用外科口罩。

● 就医过程中，触摸门把手、挂号机、取款机等物体表面后，应及时洗手或用速干手消毒剂揉搓双手。

● 候诊和排队时，与他人保持一米以上距离；尽量选择楼梯步行，若乘坐轿厢电梯，应分散乘梯，避免同梯人过多。

● 尽量选择扫码支付等非接触方式付费。

● 注意个人卫生，保持手卫生，避免用不清洁的手触摸口、眼、鼻，打喷嚏、咳嗽时用纸巾或肘臂遮掩口鼻。

● 就医返家后，立即正确洗手。

第八章

积极老龄化

1. 什么是人口老龄化

人口老龄化是指总人口中年轻人口数量减少、年长人口数量增加，从而导致老年人口在总人口中的比例增大的状态。国际上通常把 60 岁以上的人口占总人口比例达到 10%，或 65 岁以上人口占总

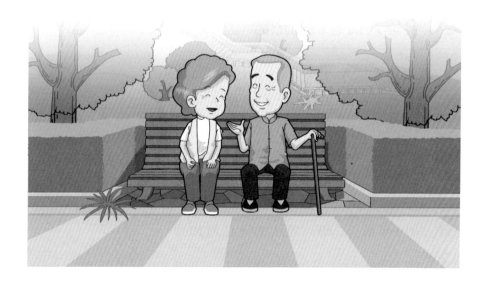

人口的比例达到 7% 作为一个国家或地区进入老龄化的标准。

人口老龄化是人口出生和死亡（或者说人口寿命）变化的直接结果，其深层次的原因是社会生产力的发展。人口老龄化是社会发展的客观规律，也是人类文明进步的体现。

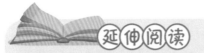

老龄化社会的划分

一个国家或地区 60 岁及以上人口占全部人口的比重超过 10%，即进入到老龄化社会。60 岁及以上人口比重在 10%~20%，属于轻度老龄化阶段；60 岁及以上人口比重在 20%~30%，为中度老龄化阶段；60 岁及以上人口超过 30% 是重度老龄化阶段。

2. 全球人口老龄化形势

联合国《世界人口展望：2019 年修订版》数据显示，2019 年，全球 65 岁以上老年人口占 9%，到 2050 年，这一比例将达到 16%。在 2018 年，全世界 65 岁以上人口数量首次超过 5 岁以下儿童数量。预计到 2050 年，80 岁以上人口数量将比 2019 年增长 2 倍，即从 1.43 亿增加到 4.26 亿。

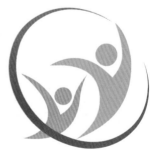

全球主要经济体的老龄化排名

排名	经济体	2020 年 65 岁及以上人口占比/%
1	日本	28.40
2	意大利	23.30
3	葡萄牙	22.77
4	芬兰	22.55
5	希腊	22.28
6	德国	21.69
7	保加利亚	21.47
8	马耳他	21.32
9	克罗地亚	21.25
10	波多黎各	20.83
63	中国	13.50
平均水平	全球	9.30

3. 我国人口老龄化现状

　　我国自 1999 年进入老龄化社会，老年人口数量占比持续增长，老龄化社会程度日益加剧。第七次全国人口普查结果显示：截至 2020 年 11 月 1 日零时，我国 60 岁及以上人口总数为 2.64 亿，占总人口比重为 18.70%；65 岁及以上人口总数为 1.91 亿，占总人口比重为 13.50%；分别比 2010 年上升了 5.44 和 4.63 个百分点。预计"十四五"时期，我国 60 岁及以上老年人口将超过 3 亿，占总人口比例将超过 20%，进入中度老龄化社会。

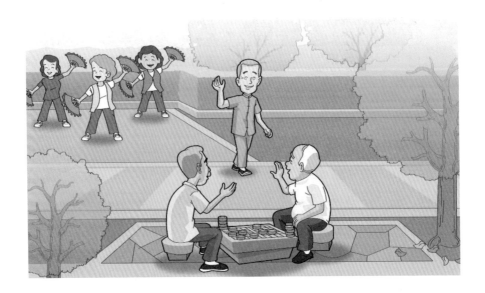

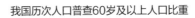

我国历次人口普查60岁及以上人口比重

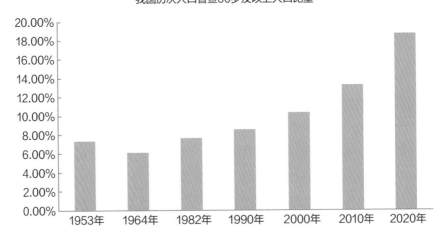

我国历次人口普查65岁及以上人口比重

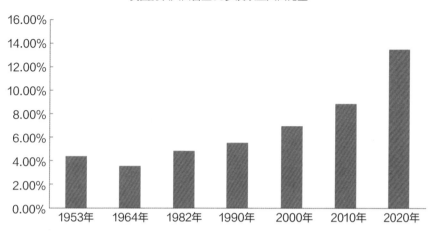

2020年第七次全国人口普查各省65岁及以上人口比重

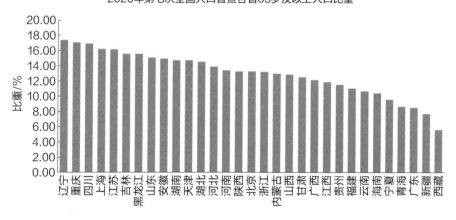

注：全国人口指我国 31 个省、自治区、直辖市和现役军人的人口，不包括居住在
31 个省、自治区、直辖市的港澳台居民和外籍人员。

研究表明，我国人口老龄化主要有以下几个特点。

第一，老年人口规模庞大。2020年，我国60岁及以上人口有2.6亿人，其中，65岁及以上人口1.9亿人，全球每4个老年人中就有1个是中国人。

第二，老龄化速度加快。我国从20世纪初进入老龄化社会，到2021年65岁以上老年人口占比超过14%用了21年，这一过程法国用了126年、英国46年、德国40年、日本24年。

第三，老龄化水平城乡差异明显。2020年我国乡村60岁、65岁及以上的人口占乡村总人口的比重分别为23.81%、17.72%，比城镇分别高出7.99、6.61个百分点。

第四，在社会经济不发达的情况下进入老龄社会。一些发达国家进入老龄化社会时，人均国民生产总值达到20 000美元以上，而我国进入老龄化社会时，人均国民生产总值约为3 000美元，呈现出"未富先老"的状况。

第五，老年人口质量不断提高。2020年，我国60岁及以上人口中，拥有高中及以上文化程度的人口占总人口的13.90%，比10年前提高了4.98个百分点。我国人口预期寿命也在持续提高，2020年80岁及以上人口占总人口的比重为2.54%，比2010年提高了0.98个百分点。

4. 我国实施积极应对人口老龄化国家战略

同全球发达国家的情况一样，人口老龄化也是今后较长一段时期我国的基本国情，老年人的幸福和健康关系到亿万家庭的福祉和国家发展全局。

党和政府高度重视人口老龄化问题，积极发展老龄事业。党的十八大以来，以习近平同志为核心的党中央高度重视老龄工作，2016 年，中共中央、国务院印发《"健康中国 2030"规划纲要》，将"促进健康老龄化"作为重要内容。2019 年国务院实施《健康中国行动（2019—2030 年）》，围绕全人群、全生命周期提出 15 大行动，"老年健康促进行动"是其中之一。

党的十九届五中全会明确提出"实施积极应对人口老龄化国家战略"，先后印发《国家积极应对人口老龄化中长期规划》《中共中央　国务院关于加强新时代老龄工作的意见》《"十四五"国家老龄事业发展和养老服务体系规划》等文件，为积极应对人口老龄化作出了制度性安排，针对养老服务、健康服务、社会参与、产业发展、权益保障等社会关注的问题提出具体政策和举措。

2021 年，十三届全国人大四次会议通过了《国民经济和社会发展第十四个五年规划和 2035 年远景目标纲要》，再次明确提出"实施积极应对人口老龄化国家战略"，把健康老龄化理念融入经济

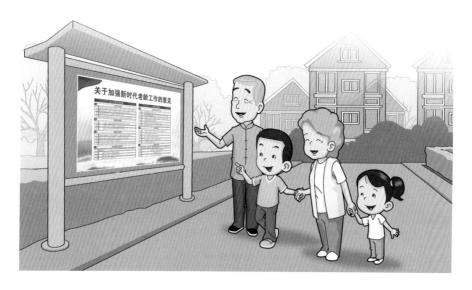

社会发展全过程。

5. 什么是积极老龄观、健康老龄化

积极老龄观，就是要积极看待老年人和老年生活，积极看待老龄社会。老年人依然可以有作为、有进步、有快乐。树立积极老龄观就是既要充分认识人口老龄化带来的问题和挑战，更要深入挖掘老龄社会潜能，激发老龄社会活力，要辩证看待人口老龄化。

健康老龄化，是从生命早期开始，对所有影响健康的因素进行综合、系统地干预，营造有利于老年健康的社会支持和生活环境，以延长健康预期寿命，维护老年人的健康功能，提高老年人的健康水平。健康老龄化是推进健康中国战略的重要内容，是实施积极应对人口老龄化国家战略的重要举措，是应对人口老龄化成本最低、效益最好的措施，符合中国国情。

什么是健康老龄化

"健康老龄化"最初由世界卫生组织于1990年提出，是指保持和发展可以使老年人幸福生活的功能发挥的过程，其核心是要从医疗保健和老龄化过程中的老年人健康问题着眼，强调提高大多数老年人的生命质量，缩短其带病生存期，使老年人以正常的功能健康地存活到生命终点。2002年，世界卫生组织又在健康老龄化的基础上增加了"保障"和"参与"两个维度，将其发展为"积极老龄化"政策框架。

6. 鼓励老年人参与社会活动，发挥个人潜能

"老骥伏枥，志在千里。烈士暮年，壮心不已。"诚然，生命的历程不可逆转，身体机能的下降不可避免。但是，退休不意味着"停摆"，老年不等于无用。老年人经过岁月的沉淀，拥有做人做事的智慧，依旧可以"老有所为"，是社会宝贵的财富。

鼓励老年人积极参与社会活动，需要政府、社会、个人（家庭）三方面共同努力。首先全社会要消除对老年人的年龄歧视和能力偏见。其次，政府和社会层面要为老年人参与社会活动和发挥个人潜能创造良好的支持性环境。最后，家庭要鼓励老年人积极参与社会活动，老年人自己也要充分发挥自主能动性。

老年人要想更好地融入社会，积极参加社会活动，还要做好以下5个方面的能力储备。

- 满足自身基本需求的能力。
- 学习、成长和决策的能力。
- 保持活动的能力。
- 建立和保持各种关系的能力。
- 为家庭和社区做贡献的能力。

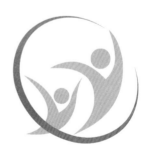

7. 学习老年保健相关知识和技能

合理规划老年生活，树立信心和生活小目标有助于老年人健康长寿、提升幸福感。老年人要了解自身健康状况，积极学习自我保

健知识和技能。发现健康问题及时就医，讲科学，不迷信，不讳疾忌医。不吸烟，不饮酒或少饮酒，作息规律，睡眠充足。要注重锻炼身体，培养业余爱好，参与志愿活动，经常与子女、老朋友联络沟通，拥有自己的社交圈。

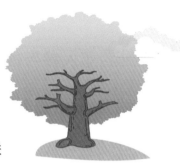

2014年国家卫生计生委发布的20条老年健康核心信息可以作为老年人日常行动的指南。老年人要积极学习这些健康知识和技能，养成健康的生活方式，健康生活，乐享人生。

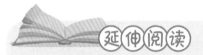 延伸阅读

老年健康核心信息

（1）积极认识老龄化和衰老。老年人要不断强化自我保健意识，学习自我监护知识，掌握自我管理技能，早期发现和规范治疗疾病，对于中晚期疾病以维持功能为主。

（2）合理膳食，均衡营养。老年人饮食要定时、定量，每日食物品种应包含粮谷类、杂豆类及薯类（粗细搭配），动物性食物，蔬菜、水果，奶类及奶制品，以及坚果类等，控制烹调油和食盐摄入量。建议老年人三餐两点，一日三餐能量分配为早餐约30%，午餐约40%，晚餐约30%，上下午各加一次零食或水果。

（3）适度运动，循序渐进。老年人最好根据自身情况和爱好选择轻中度运动项目，如快走、慢跑、游泳、舞蹈、太极拳

等。上午10—11点和下午3—5点为最佳运动时间，每次运动时间30~60分钟为宜。

（4）及早戒烟，限量饮酒。戒烟越早越好。如饮酒，应当限量，避免饮用45度以上烈性酒，切忌酗酒。

（5）保持良好睡眠。每天最好午休1小时左右。如果长期入睡困难或有严重的打鼾并呼吸暂停者，应当及时就医。如使用催眠药，请遵医嘱。

（6）定期自我监测血压。测前应当休息5分钟，避免情绪激动、劳累、吸烟、憋尿。每次测量两遍，间隔1分钟，取两次的平均值。高血压患者每天至少自测血压3次（早、中、晚各1次）。警惕血压晨峰现象，防止心肌梗死和脑卒中；同时应当避免血压过低，特别是由于用药不当所致的低血压。

（7）定期监测血糖。老年人应该每1~2个月监测血糖1次，不仅要监测空腹血糖，还要监测餐后2小时血糖。糖尿病患者血糖稳定时，每周至少监测1~2次血糖。老年糖尿病患者血糖控制目标应当适当放宽，空腹血糖<7.8毫摩/升，餐后2小时血糖<11.1毫摩/升，或糖化血红蛋白水平控制在7.0%~7.5%即可。

（8）预防心脑血管疾病。老年人应当保持健康生活方式，控制心脑血管疾病危险因素。如控制油脂、盐分的过量摄入，适度运动，保持良好睡眠，定期体检，及早发现冠心病和脑卒中的早期症状，及时治疗。

（9）关注脑卒中早期症状，及早送医。一旦发觉老年人突然出现一侧面部或肢体无力或麻木，偏盲，语言不利，眩晕伴恶心、呕吐，复视等症状，必须拨打"120"，紧急送到有条件的医院救治。

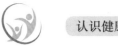

（10）重视视听功能下降。避免随便挖耳；少喝浓茶、咖啡；严格掌握应用耳毒性药物（如庆大霉素、链霉素等）的适应证；力求相对安静的生活环境。听力下降严重时，老年人要及时到医疗机构检查，必要时佩戴助听器。定期检查视力，发现视力下降及时就诊。

（11）重视口腔保健。坚持饭后漱口、早晚刷牙，合理使用牙线或牙签；每隔半年进行1次口腔检查，及时修补龋齿孔洞；及时镶补缺失牙齿，尽早恢复咀嚼功能。

（12）预防跌倒。老年人90%以上的骨折由跌倒引起。平时应当保持适度运动，佩戴适当的眼镜以改善视力，避免单独外出和拥挤环境，室内规则摆放物品，增加照明，保持地面干燥及平整。

（13）预防骨关节疾病和预防骨质疏松症。注意膝关节保暖，避免过量体育锻炼，尽量少下楼梯，控制体重以减轻下肢关节压力。增加日晒时间。提倡富含钙、低盐和适量蛋白质的均衡饮食，通过步行或跑步等适度运动提高骨强度。

（14）预防压力性尿失禁。注意改变使腹压增高的行为方式和生活习惯，如长期站立、蹲位、负重、长期慢性咳嗽、便秘等。

（15）保持良好心态，学会自我疏导。一旦发觉老年人出现失眠、头痛、眼花、耳鸣等症状，并且心情压抑、郁闷、坐立不安，提不起精神，为一点儿小事提心吊胆、紧张恐惧，对日常活动缺乏兴趣，常常自卑、自责、内疚，处处表现被动和过分依赖，感到生活没有意义等或心情烦躁、疲乏无力、胸闷、睡眠障碍、体重下降、头晕头痛等抑郁症早期症状，要及时就诊，请专科医生进行必要的心理辅导和药物治疗。

（16）预防阿尔茨海默病的发生发展。阿尔茨海默病多数起病于65岁以后，主要表现为持续进行性的记忆、语言、视空间障碍及人格改变等。老年人一旦出现记忆力明显下降、近事遗忘突出等早期症状，要及早就诊，预防或延缓阿尔茨海默病的发生发展。

（17）合理用药。用药须严格遵守医嘱，掌握适应证、禁忌证，避免重复用药、多重用药。不滥用抗生素、镇静催眠药、麻醉药、消炎镇痛药、抗心律失常药、强心药等。不轻易采用"秘方""偏方""验方""新药""洋药"等。用药期间出现不良反应可暂时停药，及时就诊。

（18）定期体检。老年人每年至少做1次体检，积极参与由政府和大型医院等组织的普查，高度重视异常肿块、肠腔出血、体重减轻等癌症早期危险信号，一旦发现异常应当去肿瘤专科医院就诊，发现癌症要去正规医院接受规范化治疗。早发现、早干预慢性病，采取有效干预措施，降低疾病风险。保存完整病历资料。

（19）外出随身携带健康应急卡。卡上注明姓名、家庭住址、工作单位、家属联系方式等基本信息，患有哪些疾病，可能会发生何种情况及就地进行简单急救要点，必要时注明请求联系车辆、护送医院等事项。

（20）促进老年人积极进行社会参与，结合自身情况参加有益身心健康的体育健身、文化娱乐等活动，提倡科学文明健康的生活方式。注重生殖健康，避免不安全性行为。倡导全社会关爱老年人，实现老有所养、老有所医、老有所为、老有所学、老有所乐。

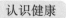
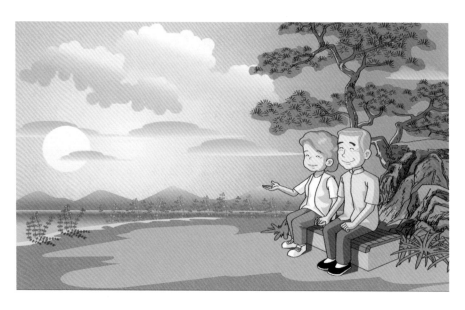

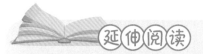

衰老的十大特征

外貌改变：须发变白，皮肤松弛。

五官功能衰退：视听功能退化，味觉迟钝。

心血管系统改变：血管老化，器官供血不足。

呼吸系统改变：肺组织弹性下降，肺活量下降。

消化系统改变：胃黏膜萎缩，消化吸收能力变差。

内分泌系统改变：腺体萎缩，激素水平普遍下降。

肌肉骨骼系统改变：骨骼变脆变薄，骨折、跌倒风险变大。

细胞衰老：基因复制、转录出错机会增加，患癌风险增加。

认知功能下降：记忆力下降，严重时导致痴呆等精神障碍。

延缓衰老，从对照衰老时间表开始

人体的不同器官衰老的时间不同。下面是一张人体器官衰老时间表，看看你正处于什么阶段？

20岁：肺部

20岁时，肺功能开始减弱。40岁后，有时走路都会变得气喘吁吁，部分原因是控制呼吸的肌肉和肋骨变得僵硬，使肺的运转困难，肺的残气量亦增加。

25岁：皮肤

25岁时，身体合成胶原蛋白的速度放缓，皮肤开始变得松弛，弹性下降，毛孔粗大，色素沉着，皱纹出现。

30岁：耳与脑

30岁时，鼓膜和中耳的 3 块听小骨弹性下降，听力开始走下坡路。40~50岁时，高频听觉就已明显减退。30岁时，大脑也开始衰老。

35岁：骨骼

35岁时，骨细胞损耗速度开始加快，最终损耗大于补给。女性步入更年期后，骨骼日趋"脆弱"，容易发生骨质疏松症。

40岁：心脏

40岁时，心脏开始衰老，向全身输送血液的效率降低，血管壁弹性下降，动脉变硬，容易导致脂肪在冠状动脉堆积。

50岁：肾脏

50岁时，肾脏开始衰老，憋尿的能力变差，男性前列腺开

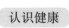

始出现增生的问题。

60岁：味觉嗅觉

60岁时，味觉和嗅觉逐渐衰退，舌头上的味蕾只有年轻时的一半。

70岁：肝脏

肝脏似乎是唯一能挑战衰老进程的器官，其再生能力很强，也是最后开始衰老的器官。

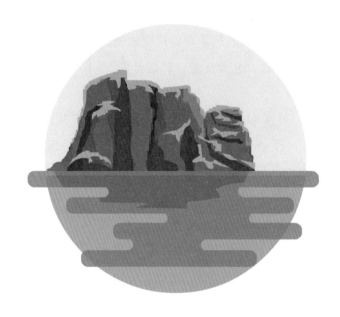